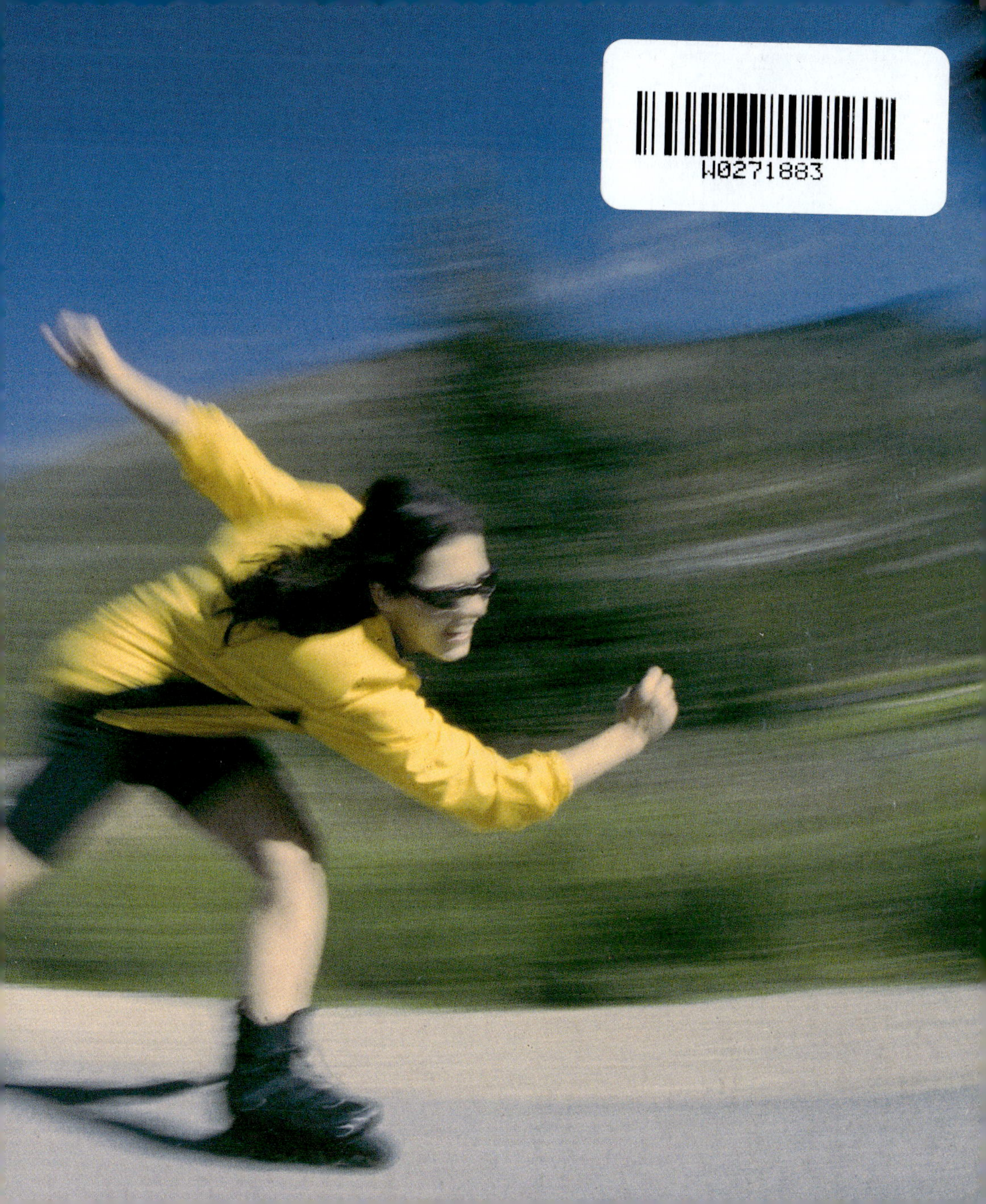

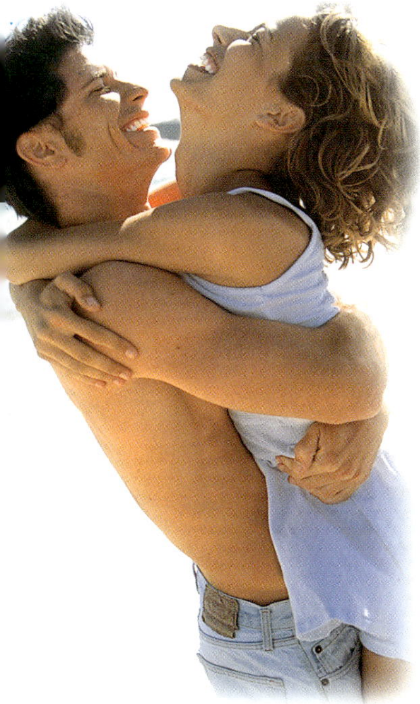

Inhalt

Adieu tristesse 4

Bluesbusters 16

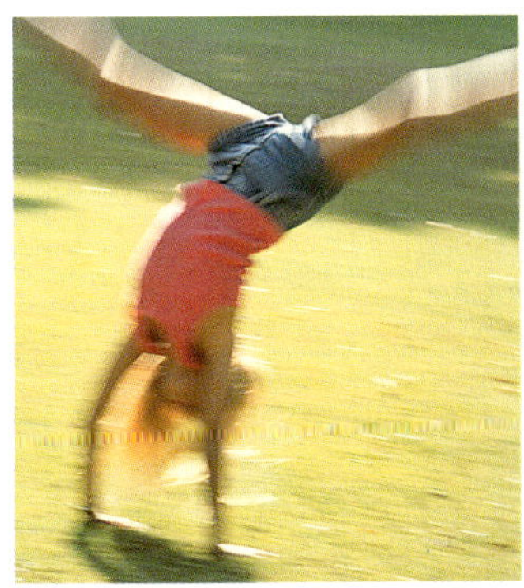

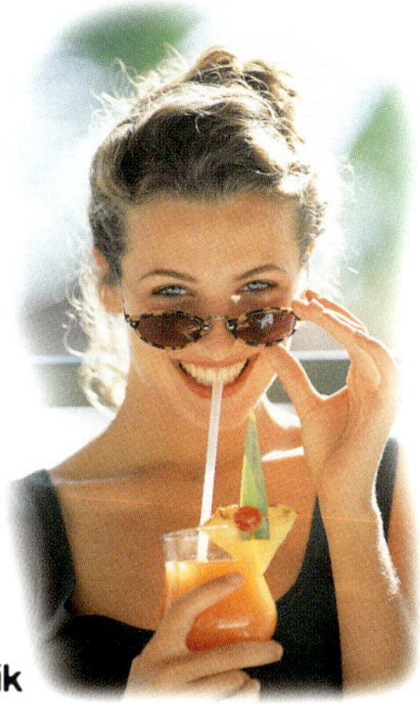

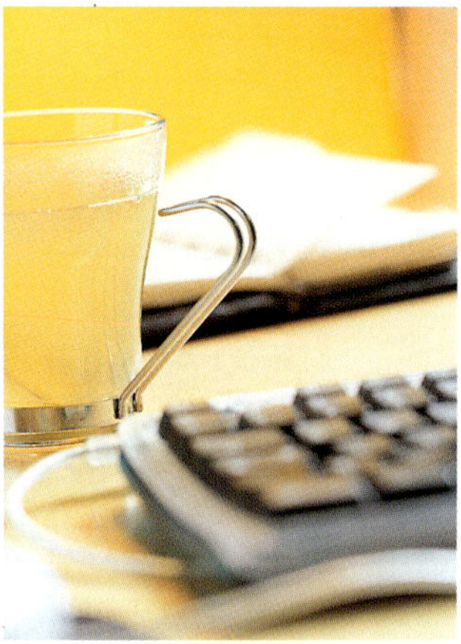

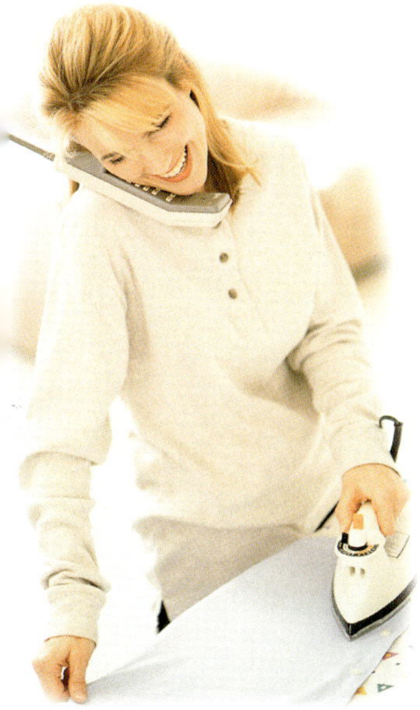

Adieu tristesse

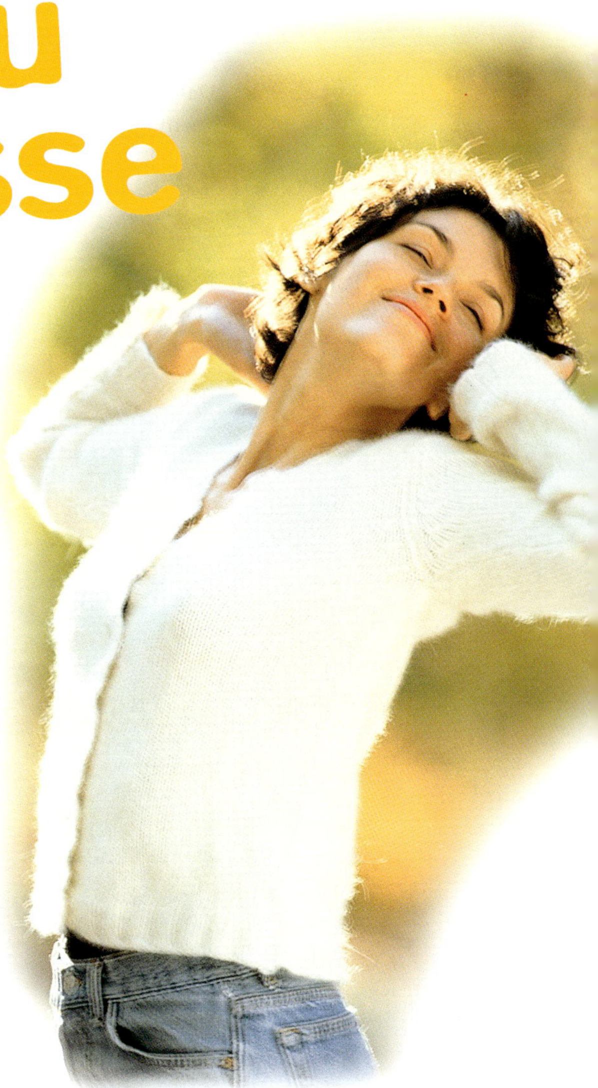

»Geht's gut?«
»Na ja, es könnte besser sein ...«

Es gibt viele gute Gründe, schlecht drauf zu sein. Niemand kann ununterbrochen gute Laune verbreiten, auch wenn das heute sehr gefragt ist: Supergut drauf zu sein, ist »in«. Andererseits ist natürlich auch niemand gerne schlecht drauf.
Mit unguten Gefühlen umgehen zu lernen, ein drohendes Tief abzuwenden oder schnell aus dem Sumpf wieder aufzutauchen – einfach gut drauf ist, wer weiß, wie's geht!

Leben nach Lust & Laune

Was heißt eigentlich: Gut drauf sein? Nicht unbedingt nur, ausgelassen durch die Gegend zu flippen – glücklich natürlich, wem's so geht, weil er frisch verliebt ist oder total begeistert von irgendetwas. Das sind immer willkommene Highlights.
Gut drauf zu sein, kann auch einfach heißen, das Leben zu genießen. Allem die schönen Seiten abzugewinnen, sich an Kleinigkeiten freuen zu können. Sich als kraftvoll und authentisch zu erleben. Zufrieden zu sein – und offen für Neues. Lust auf andere Menschen zu haben, einander herzlich zu begegnen. Liebevoll mit sich umzugehen, für das eigene Wohlbefinden zu sorgen …
Wie auch immer – gut drauf zu sein, ist ein sehr angenehmer Zustand. Und er bringt zudem handfeste Vorteile.

Gute Laune bringt's

Das Leben fühlt sich leichter an, man hat Energie für wer weiß was, Probleme nimmt man viel lässiger, mit den Freunden läuft's super, alles macht mehr Spaß.
Positive Ausstrahlung schafft Sympathien, mit fröhlichen Menschen ist jeder gerne zusammen. Man traut ihnen auch mehr zu als Miesepetern. Schließlich kann, wer schlecht gelaunt ist, weder für sich selbst noch für sein Anliegen »gute Stimmung machen«. Wer dagegen gut drauf ist, bekommt auch ein positives Feedback, und das wiederum baut auf – der beste Weg zum Erfolg.

Auch der Gesundheit nutzt gute Laune: Sie stärkt erwiesenermaßen das Immunsystem.

info:

Zwang zum Strahlen?

Gut drauf zu sein ist was Wunderbares. Aber nicht einfach abrufbar und schon gar kein Dauerzustand. Gute Laune ist unter anderem eine Frage der Power. Manchmal geht uns eben einfach die Luft aus, und wir schlurfen ganz schön lustlos durch die Gegend. Auch Ärger, Trauer, Erschöpfung gehören zum Leben. Kein Mensch kann ehrlicherweise immerzu aus allen Knopflöchern strahlen.
Gut drauf zu sein heißt keineswegs, immer fröhlich und freundlich zu sein. Es bedeutet auch, authentisch zu sein: Gefühle nicht zu unterdrücken, sich nicht immer anzupassen; verbunden zu sein mit seiner Kraft, sich voll kreativer Energie zu fühlen und alle seine Facetten zu leben – auch das Verletzliche, Traurige, Ängstliche, das Lustvolle, Aggressive, Kindliche und Erwachsene … so, wie es gerade stimmt.
Dieses Buch ist keine Anleitung dazu, ein tolles Image zu kreieren, sondern sich selbst was Gutes zu tun – damit es Ihnen so oft wie möglich gutgeht! Auch in schwierigen Situationen. Je bewußter Sie das Gut-drauf-Sein pflegen, desto öfter werden Sie's erleben.

Schlecht drauf?

Alles mögliche kann uns die Laune gründlich verderben: Ärger im Job, Dauerregen, Streß, Hormonschwankungen, Streit, Kummer …
Miese Stimmung hat viel mit der inneren Einstellung zu tun. Und damit, daß wir im täglichen Streß vergessen, sorgsam mit uns umzugehen.

Und was hilft?

Niemand muß sich grundlegend ändern, damit es ihm gutgeht. Vielmehr geht es darum, Fähigkeiten in sich wachzurufen und zu stärken, die bisher »schliefen«.

Der Schlüssel heißt Achtsamkeit – in jeder Hinsicht:

- achtsam mit sich selbst und mit Gefühlen umgehen
- achtsam im Denken sein, negative Gedanken loslassen, der Welt positiver begegnen
- mit allen Sinnen genießen, was der Augenblick bietet
- aufmerksam mit anderen umgehen und dabei in der eigenen Mitte bleiben
- für Balance sorgen zwischen An- und Entspannung, Arbeit und Vergnügen
- Freude ins Leben bringen, sich mit wohltuenden Gedanken und Dingen unterstützen und umsorgen.

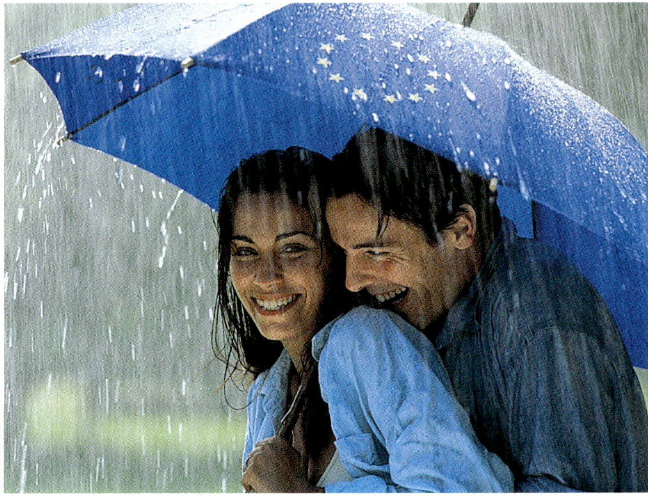

Sich die gute Laune mit allen Mitteln zu erhalten, ist vor allem in streßreichen Zeiten wichtig. Denn gute Laune ist der beste Selbstschutz.

Stimmungsmacher

Licht, Düfte, Musik, Farben, Essen, Entspannung, Action, Lächeln, Freunde … Unter den vielen Tips in diesem Buch werden Sie sicher Ihre persönlichen Gute-Laune-Macher finden – um es sich wohlergehen zu lassen und aus Tiefs schnell wieder aufzutauchen.
Gerade wenn's dringend not täte, will einem oft partout nichts einfallen, was helfen könnte – alle guten Ideen sind wie weggeblasen. Nutzen Sie dieses Buch als Ideenfundus, Erste-Hilfe-Guide, Spickzettel.
Und gönnen Sie sich jeden Tag ganz bewußt etwas, das die Seele streichelt – das hält bei Laune und stärkt in stressigen Zeiten.

Der Blues gehört dazu

Das Leben ist ein ewiges Auf und Ab. Kein gutes Gefühl hält für immer an, aber – und allein darin liegt schon Trost – auch kein schlechtes.
Tiefs gehören zum Leben wie Schatten zum Licht. Seelische Tiefs sind Phasen, in denen wir uns mit uns selbst und unseren problematischen Seiten auseinandersetzen und daran ein Stück wachsen können.
So betrachtet, haben Tiefs durchaus einen Sinn.

Gefühle akzeptieren

Kämpfen Sie nicht gleich gegen unangenehme Gefühle an. Wer nach dem Prinzip lebt, »Ein Indianer kennt keinen Schmerz«, verbraucht viel Energie im Widerstand. Jede schlechte Stimmung, jedes negative Gefühl hat einen Grund, und der will beachtet werden. Gefühle sind ein wichtiger Teil von Ihnen. Erlauben Sie sich, sie da sein zu lassen. Versuchen Sie, sie nicht zu bewerten, sich nicht zu verurteilen.

Gefühle, die wir annehmen und ausdrücken, können frei fließen und sich verändern – wie alles, was in Fluß ist.

Unterdrückte Gefühle werden zu Plagegeistern

Unterdrückte Gefühle und mißachtete Bedürfnisse boykottieren klammheimlich die gute Laune. Sie können in depressive Stimmungen umschlagen, sich in latenter Kampfstimmung äußern, in permanenter Unzufriedenheit, in Ersatzhandlungen (Süßigkeiten essen, Frustkäufe). Oder in körperlichen Beschwerden: »Mein Kopf brummt, ich hab' die Nase voll, das schlägt mir auf den Magen« – Redewendungen, die auf diesen Zusammenhang hinweisen. Wenn die Seele keine Beachtung findet, macht der Körper ihre Not auf seine Weise deutlich – bis zu ernsthafter Erkrankung.

info:

Diagnose Depression

Die Tips in diesem Buch können bei schlechter Laune und depressiven Verstimmungen helfen. Wer in einer richtigen Depression steckt, braucht andere Unterstützung.

- Sie fühlen sich phasenweise oder schon seit längerer Zeit sehr schlecht, sind antriebslos, aber innerlich unruhig? Sie fühlen sich unfähig, wertlos, ängstlich? Sie leiden unter Schlafproblemen und verschiedenen körperlichen Beschwerden?
- Vielleicht kennen Sie auch Zeiten, in denen Sie sich so phantastisch fühlen, daß Sie verrückte Dinge tun, die Ihnen später peinlich sind oder Probleme bringen?

Dann kann es sein, daß Sie nicht einfach eine schlechte Phase haben, sondern an einer depressiven Erkrankung leiden.
Wenden Sie sich bitte an Ihren Hausarzt oder Heilpraktiker, der Sie gegebenenfalls an einen Psychiater oder Psychotherapeuten überweist. Dort finden Sie Hilfe.

Seele oder »Muster«?

Nicht jede schlechte Stimmung entsteht durch ein tiefes Gefühl. Oft zieht uns einfach die »normale« Art, uns durch negatives Denken den Tag zu verderben, runter (Seite 20). Dem gibt man besser nicht nach. Akzeptieren – ja, und sich damit auseinandersetzen (Seite 21). Aber lassen Sie sich nicht hineinfallen, sondern setzen Sie bewußt Positives dagegen.

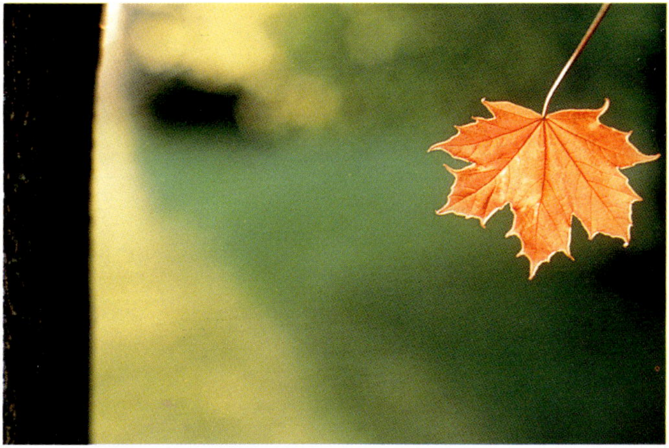

Gefühle sind etwas sehr Fragiles, sie brauchen Zeit und Raum, um nicht unterzugehen. Unbeachtete Gefühle machen das Leben schwer.

Raum für Gefühle

Wenn Sie jedoch so richtig traurig, wütend, unglücklich oder total erschöpft sind, dann versuchen Sie es mal mit folgenden Übungen:

Zeit für die Seele

➤ Suchen Sie sich einen Ort, an dem Sie ungestört sind.

1. Spüren Sie in sich hinein: Wo »sitzt« das Gefühl, wie fühlt es sich im Körper an? Begrüßen Sie es, erlauben Sie ihm, da zu sein. Bewerten Sie es nicht, schlucken Sie nichts mehr herunter.
2. Lassen Sie das Gefühl dann mit dem Atem mitfließen, sich im Körper ausbreiten. Geben Sie sich vollkommen dem Fühlen hin.
3. Drücken Sie sich mit Stimme und Gestik aus: Lassen Sie Tränen fließen, stöhnen, schimpfen, jammern Sie, schlagen Sie auf Kissen ein – alles, wonach Ihnen ist, darf sein. Auch, daß sich das Gefühl vielleicht verändert. Achten Sie aber darauf, wann Ihr Gefühl in Selbstmitleid umschlägt. Dem viel Raum zu geben, ist riskant, denn Selbstmitleid ist das beste Mittel, sich erst recht schlecht zu fühlen.
4. Wenn es genug ist, legen Sie die Hände auf Bauch und Brust, atmen noch eine Weile ruhig und spüren nach.
5. Schreiben Sie dann alles auf, was Ihnen in den Sinn kommt, ohne zu überlegen, ohne zu werten.
6. Zum Abschluß dehnen Sie sich kräftig, atmen mehrmals tief durch und kommen bewußt in den Alltag zurück.

Streß-Ventil

Wenn alles zuviel wird, wenn Sie am liebsten alles hinschmeißen würden (Seite 11) oder wenn Sie ordentlich wütend sind:

➤ Nehmen Sie ein paar Kissen, und werfen Sie sie mit aller Wucht auf den Boden. Vielleicht sind da auch Worte, die rauswollen: »Nicht mit mir! Laßt mich in Ruhe! Ich will nicht! Sch…«

➤ Oder machen Sie's wie Rumpelstilzchen: Auf der Stelle kräftig stampfen (legen Sie eine Matte unter) und mit den Händen boxen.

Tun Sie das eine oder andere so oft, bis Sie sich richtig ausgepowert haben. Wenn Sie genug haben:

➤ Atmen Sie tief durch, lockern Sie Schultern, Arme, Beine, Po – und spüren Sie eine Weile nach, wie es Ihnen jetzt geht. Wie fühlt sich Ihr Körper an? Was hat sich verändert? Was für ein Gefühl ist jetzt da? Vielleicht mögen Sie das aufschreiben?

Zur Ruhe kommen

➤ Manchmal ist es das Beste, einfach zur Ruhe zu kommen, tief zu entspannen. Das führt aus einer nach außen gerichteten, heftigen Emotion in innere Ruhe und Annahmebereitschaft (Seite 18).

»Ich fühle nichts«

Vielleicht geht es Ihnen so, daß Sie sich zwar irgendwie schlecht fühlen, aber gar nicht sagen könnten, welches Gefühl Sie gerade haben.

Vermutlich ist es ungewohnt für Sie, Ihren Gefühlen besondere Beachtung zu schenken. Um zu »funktionieren«, haben Sie sie bisher eher weggesteckt. Es ist ein Wagnis, tiefen Gefühlen Raum zu geben – aber letztlich eine große Bereicherung.

Holen Sie sich Hilfe

Für viele Menschen ist es hilfreich, sich einen Psychotherapeuten zu suchen, der diese Entwicklung unterstützt und einfühlsam begleitet.

tip:

Haltung bewahren!?

Die Stimmung läßt sich über die Körperhaltung beeinflussen. Wie stehen und gehen Sie für gewöhnlich? Spüren Sie mal nach: Wo »halten Sie fest«, wo sind Sie eher zusammengesunken?

➤ So können Sie Ihre Kraft fühlen und fließen lassen: Spüren Sie den Boden unter Ihren Füßen, Knie leicht beugen, Becken locker lassen, Pomuskeln entspannen, Oberkörper aufrichten, Brust weiten, Schultern loslassen, Nacken locker, Kopf aufrecht und flexibel (als hielte ihn ein Faden am Scheitelpunkt), Kinn leicht zur Brust ziehen, Blick geradeaus. Wie fühlt sich das an?

➤ Und jetzt machen Sie mal ein paar Schritte in dieser Haltung. Statt rumzuschlurfen oder hektisch rumzurennen, dynamisieren Sie Ihren Gang: aufrechte Haltung, Füße abrollen, leicht nachfedern, die Arme gegengleich mitschwingen lassen, tief atmen.

Lauter gute Gründe, schlecht drauf zu sein

Manche Leute lassen sich durch nichts aus der Ruhe bringen, andere sind schon beim kleinsten Anlaß down. Und tatsächlich passiert ja tagtäglich alles mögliche, das unsere gute Laune auf harte Proben stellt.

Das Grauen vor dem Morgengrauen

Für viele fängt das Elend schon in aller Frühe an.

Morgenmuffel

Aufstehen zu müssen, kann eine Qual sein. Zehnmal schlägt man auf den Wecker oder ignoriert ihn einfach, um dann plötzlich – viel zu spät wie immer – hochzuschrecken, sich ins Bad zu quälen, einen Kaffee runterzustürzen und mit immer noch kleinen Augen und dem Gefühl, daß das Leben einfach eine Plage ist, murrend Richtung Arbeit zu trotten …

Auch wer schlecht ein- oder durchschläft, ist morgens in der Regel nicht gerade eine Rakete. Zu wenig Schlaf kann einen fix und fertig machen. Es sind nicht nur die dunklen Augenringe. Man ist permanent müde, wird dünnhäutig, nervös, unkonzentriert, antriebslos – keine Chance für gute Laune.

Montagmorgen-Blues

Das Wochenende war toll, und jetzt wieder in den normalen Trott zu müssen, ist einfach ein Graus …
Oder: Das Wochenende war mies, gar nicht sehr erholsam, und jetzt soll der Streß schon wieder weitergehen – eine schreckliche Vorstellung …

➤ Viele hilfreiche Tips für einen leichten Tagesanfang finden Sie ab Seite 37.

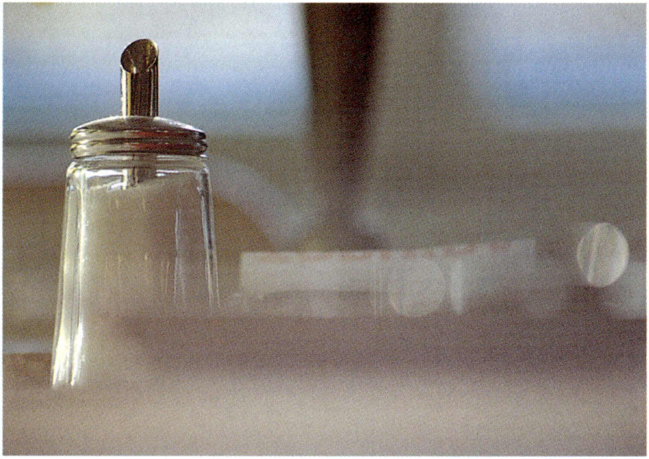

Trübe Aussichten? Alles grau in grau? Wenn der Tag so anfängt, ist es bitter notwendig, ganz bewußt etwas fürs Wohlbefinden zu tun.

Der alltägliche Frust

Total genervt

Der Job macht keinen Spaß, der Freund ist zickig, die Mutter stellt lästige Fragen, die Lieblingsjeans wird gerade mal wieder zu eng, die Katze ist krank, und das Auto macht merkwürdige Geräusche … Es scheint ein Gesetz zu sein, daß immer alles auf einmal kommt: drei Einladungen am selben Abend, wenn sich sonst wochenlang nichts tut – oder eben Krisen auf allen Ebenen.

Morgen, morgen, nur nicht heute!

Ein Brief ist längst zu beantworten, die Steuer wäre dringend zu machen, die Fenster müßten geputzt werden, ein unangenehmer Anruf steht an … Lästige Dinge schieben wir oft endlos vor uns her. Und nehmen lieber ein schlechtes Gewissen in Kauf, als den enormen Widerwillen zu überwinden. Das ist eine perfekte Methode, sich selbst die gute Laune zu verderben.

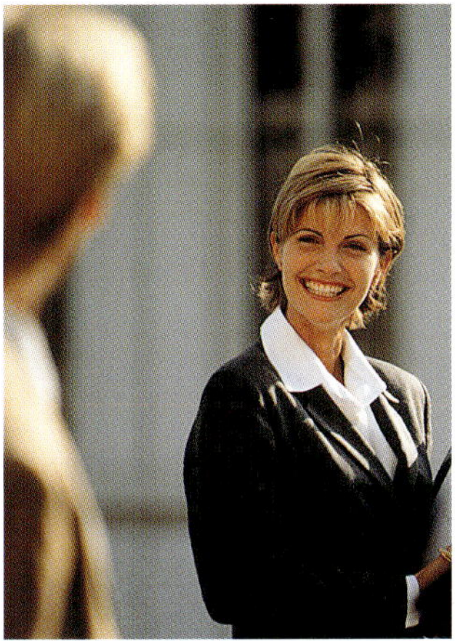

Strahlen um jeden Preis – auch wenn es reine Fassade ist?

Streß ohne Ende

Sie wissen nicht mehr, wo vorne und hinten ist? Eins jagt das andere, und Sie haben kaum noch Zeit, Atem zu schöpfen? Der Termindruck ist so groß, daß Sie nicht sehen, wie Sie das alles schaffen sollen? Am liebsten würden Sie alles hinschmeißen und abhauen?
Dann tun Sie es! Ganz im Ernst: Die beste Erste Hilfe im Streß ist, ihn körperlich auszudrücken. Schließlich reagiert der Körper auf Streß wie in grauer Vorzeit, als unsere Urahnen bei einem Angriff die Wahl zwischen Kampf und Flucht hatten: Er schüttet Adrenalin aus, und das muß wieder abgebaut werden. Geschieht das nicht, werden wir auf Dauer krank.

- Alles hinschmeißen (der Angriff): Befreiende Übungen finden Sie auf Seite 9.
- Abhauen (die Flucht): Wie wär's mit einem dynamischen Spaziergang oder energischem Radfahren? Jede Art von Sport bis hin zum Rasenmähen ermöglicht Körper und Geist, Druck abzulassen.
- Sich selbst liebevoll in den Arm nehmen – mit einem duftenden Bad, schöner Musik, Massage … (Seite 30-32).
- Innerlich und äußerlich zur Ruhe kommen (Seite 17).
- Die innere Einstellung verändern (Seite 20).
- Und den »Berg« systematisch abbauen (Seite 40).

Übrigens: »Keine Zeit« gilt nicht! Es ist Ihre Lebenszeit und Ihre Gesundheit, um die es geht. Nichts ist wichtiger.

Bis zum Umfallen ...

Gehören Sie zu den Menschen, die bis zum Umfallen glauben, sie müßten es allein schaffen? Das ist ein altes Denkmuster (Seite 20), nicht die Realität. Denn Sie dürfen sich helfen lassen:

➤ Angefangen vom Delegieren über ein gutes Gespräch bis zu psychotherapeutischer Hilfe können Sie viel Unterstützung bekommen – wenn Sie nur danach fragen.

Das ist oft schwer. Aber wie sollen die anderen merken, daß Sie Hilfe brauchen, solange Sie Ihre starke Fassade aufrecht erhalten? Seien Sie nett zu sich selbst, bitten Sie offen um Unterstützung.

Angst vor ...

Ein neuer Job, ein schwieriges Gespräch, eine wichtige Prüfung – solche Sachen können ganz schön Angst machen.

➤ Akzeptieren Sie, das es im Moment so ist. Dann kann die Angst Sie nicht mehr blockieren. Nur Gefühle, die wir abwehren, setzen uns außer Gefecht. – Nun ist diese Angst aber ziemlich lästig und behindernd. Deshalb ist es nicht sinnvoll, ihr weiter nachzugeben. Setzen Sie ihr etwas entgegen. Lassen Sie sich also nicht in die Angst hineinfallen, sondern mobilisieren Sie aktiv die eigene innere Stärke (Seite 22–24).

Geistige Durchhänger

Wer kreativ denken soll bei der Arbeit oder viel lernen muß, kennt das Problem: Irgendwann ist der Kopf so voll, daß nichts mehr geht. Auch Kaffee, Rauchen, Schokoriegel helfen dann nicht: Das Hirn streikt definitiv. Schön wäre es, einen Spaziergang zu machen, eine Weile nichts zu tun, einfach durchzuhängen. Aber das geht ja gerade jetzt nicht, kurz vor einem wichtigen Termin oder kurz vor der Prüfung ...

➤ Sehr effektive Tips finden Sie auf Seite 41 – auf daß Sie nur so sprühen vor Ideen!

tip:

BLÜTENTROPFEN FÜR DIE SEELE

Bei Angst vor Situationen wie Prüfung, Auseinandersetzung, Zahnarzt, Operation, Reisen, auch bei Streß und Aufregung jeder Art helfen Bach-Blütenessenzen (aus der Apotheke).
Als Akuthilfe sind speziell die Rescue-Tropfen, eine fertige Mischung aus 5 Bach-Blüten, geeignet.

- 1 bis 2 Tropfen Rescue-Konzentrat in ein Glas Wasser geben, innerhalb der nächsten Stunde schluckweise trinken, bis zu 5mal täglich. Bei einem konkreten Termin sollten Sie möglichst schon tags zuvor mit der Einnahme beginnen.

Bach-Blüten können sehr hilfreich bei seelischen Verstimmungen sein. Es sind Essenzen, aus speziellen Blüten hergestellt, die der englische Arzt Dr. Edward Bach Anfang der 30er Jahre entwickelte. Sie unterstützen und stärken bei Ängsten, seelischen Tiefs und in Krisensituationen (Seite 46).

Wenn einem die anderen das Leben schwermachen

Zusammenleben ist nicht immer einfach. Aber es ist eine wunderbare Möglichkeit, viel über sich selbst zu lernen, sofern man den eigenen Anteil am Problem sieht.

Tief nach dem Streit

Wie auch immer ein Streit abläuft, ob laut und heftig, mit Drohungen oder Tränen, mit Rückzug und verletztem Schweigen – es ist ein Machtkampf, der viel Energie frißt. Nach einem Streit ohne Klärung fühlt man sich ausgelaugt, sauer, einfach schlecht.

Auch wenn ein Gespräch ungut gelaufen ist, wenn man nur aneinander vorbei geredet hat oder sich einfach nicht verständlich machen konnte, bleibt ein mieser Nachgeschmack.

➤ Schlucken Sie Ihre Wut nicht runter, sondern drükken Sie sie aus – aber hauen Sie sie nicht dem anderen um die Ohren (das bringt nur neuen Streß). Da bieten sich bessere Wege an (Seite 9).

➤ Suchen Sie keine Schuld! Weder beim anderen noch bei sich. Anderen die Schuld zu geben, bringt Sie nicht weiter. Zu einer Auseinandersetzung gehören schließlich immer zwei ... Wenn Sie Ihren Beitrag zum Geschehen anschauen, geht es nicht darum, Schuld auf sich zu

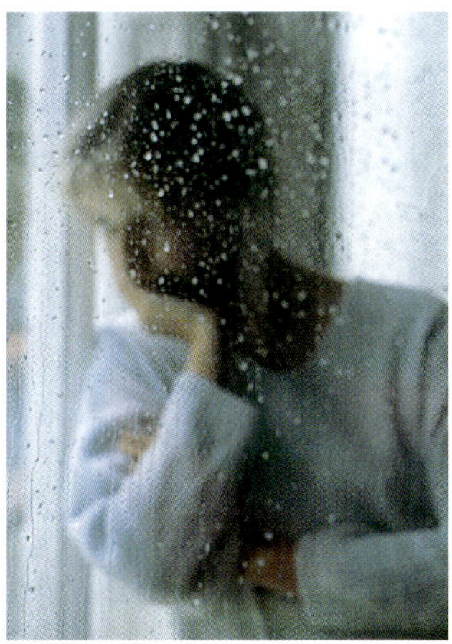

nehmen, sondern etwas verändern zu können. Denn nur sich selbst kann man verändern, niemals den anderen.

➤ Nützlich ist herauszufinden, ab wann die Kommunikation schieflief. Meist sind es die wunden Punkte des anderen oder die eigene Achillesferse, die getroffen wurden – und darauf reagieren wir nunmal empfindlich. Warum sind Sie da so besonders verletztlich? Um welches innere Thema geht es?

Wenn die Liebe Kummer macht

Sie sind in einen Mann verliebt, der keine Anstalten macht, echtes Interesse zu bekunden? In einen, der schon vergeben ist? Trotzdem kreisen Ihre Gedanken wie zwanghaft um IHN?

➤ Das einzige, was hilft: Loslassen! Solange Sie gedanklich beim anderen, bei Ihren Phantasien und Sehnsüchten bleiben, sind Sie nicht in Kontakt mit Ihrem Innersten. Aber wie läßt man bloß los?

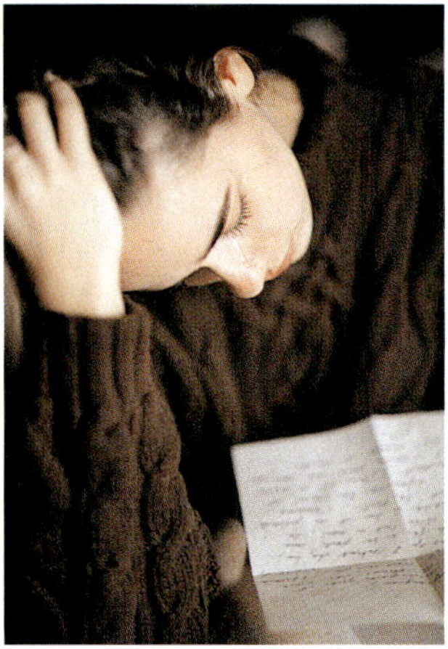

Liebeskummer kann alles blokkieren, alle Energie nehmen.

Indem man die Aufmerksamkeit auf den Moment richtet, zu sich kommt (Seite 17).

Trennungsschmerz

Wenn Ihr Partner Sie verlassen hat, werden Sie vielleicht von Trauer, Enttäuschung, Wut, Ängsten gebeutelt. Oft scheint das Ganze nur erträglich zu sein, wenn die Gefühle mit Arbeit oder anderen Mitteln betäubt werden.

➤ Förderlicher ist es aber, dem Schmerz Raum zu geben, sich eine Weile zurückzuziehen, ganz bewußt zu trauern (Seite 8).

➤ Und versuchen Sie, richtig Abschied zu nehmen. Oft ist es nicht möglich, dies auf eine gute Weise mit dem Partner zusammen zu tun. Dann gibt es die Möglichkeit, allein in einem Ritual die Trennung zu vollziehen (Buchtip Seite 46).

Von Gott und der Welt verlassen

Sich einsam zu fühlen, kann das Leben sehr schwer machen. Wie sollen wir gut drauf sein, woher gute Energie bekommen, wenn uns niemand »nährt«?
Es ist unser kindlicher Anteil, der sich oft verzweifelt nach Geborgenheit, Unterstützung und Zuneigung sehnt.

Allein – oder einsam?

Alleinzusein kann sehr angenehm sein – sich auf sich selbst konzentrieren, tun können, worauf man gerade Lust hat … Einsamkeit ist anders. Vor allem Singles kennen das. Leben Sie allein und glauben, nur zu zweit glücklich zu werden, nur dann alles wirklich genießen zu können? Dann nehmen Sie sich so viel Freude in der Gegenwart.

➤ Gönnen Sie sich Schönes ganz für sich allein! Kosten Sie voll aus, was da ist. Das gibt ein »runderes« Gefühl.

Die Sehnsucht nach Liebe, dieses leidvolle Verlangen, zieht viel Lebendigkeit ab: Es verströmt Energie nach außen, die im Inneren fehlt.

➤ Wenden Sie diese Energie sich selbst zu, umsorgen Sie Körper und Seele liebevoll. Seien Sie sich selbst bester Freund, »nährende Mutter«.

Das Paradoxe bei der Partnersuche ist ja: Wer sehr bedürftig wirkt, verschreckt andere eher, weil sie das bodenlose Loch spüren, daß da zu füllen wäre. Wer es jedoch selbst von innen heraus zu füllen versteht, ist wesentlich attraktiver und zieht auch eher Menschen an, die ebensogut drauf sind.

Ein ewiges Auf & Ab

Es gibt Tage, da sind wir supergut drauf, ohne zu wissen, warum eigentlich. Und andere Tage sind die reine Mühsal. Das Geheimnis: natürliche Rhythmen, die uns stark beeinflussen.
Ein Rhythmus wirkt ordnend: Unsere Seelenlage ist demnach gar nicht so unberechenbar, sondern diese Phasen könnten sich glatt ins Leben einplanen lassen …

Rhythm & Blues

- Der Biorhythmus zum Beispiel soll das Wohlbefinden vom Tag der Geburt an bestimmen. Wie eine innere Uhr gibt er die Rhythmen für Körper, Geist und Seele vor, für Hoch- und Tiefphasen. Wer seinen Biorhythmus kennt, kann sich auf empfindlichere Zeiten einstellen (Buchtip Seite 46).
- Auch der Mond nimmt mit seinen Phasen Einfluß. Es ist eine uralte Weisheit, daß manche Dinge bei abnehmendem Mond einfach besser gelingen als bei zunehmendem, und umgekehrt. Sich mit der Kraft des Mondes zu befassen, kann daher sehr förderlich für die gute Laune sein (Buchtip Seite 46).
- Der Körper durchläuft am Tag verschiedene Phasen. Wer seine eigenen Bestzeiten kennt, kann versuchen, sich darauf einzustellen – um nicht gerade dann Höchstleistungen von sich zu erwarten, wenn beispielsweise das Mittagstief herrscht.
- Bewegung und Ruhe, Essen und Verdauen, Arbeit und Schlaf brauchen alle ihre Zeit, in einem ausgewogenen Rhythmus wie eine gleichmäßige Wellenbewegung.
- Auch das persönliche Jahreshoroskop (basierend auf Geburtsdatum, -zeit und -ort) liefert Anhaltspunkte, welche Zeiten leichter oder herausfordernder sind.

tip:

Mit den Hormonen sinkt die Laune

»Du hast wohl deine Tage?!« Auf solche Sprüche können wir gut verzichten. Tatsache ist aber, daß es vielen Frauen speziell an den Tagen vor den »Tagen« nicht gut geht. Wenn sich die hormonelle Lage im Körper verändert, kann das aufs Gemüt schlagen: Von Antriebslosigkeit und depressiver Verstimmung bis hin zu Aggressivität reicht die Palette der seelischen Symptome des Prämenstruellen Syndroms (PMS). Dazu kommen körperliche Beschwerden von Schwellungen bis zu Migräne.

➤ Wenn Sie Kalender führen, sind Sie zumindest darauf eingestellt und wissen, was der Grund für Ihre schlechte Laune und Ihre Empfindlichkeit ist. Und können achtsam mit sich (und anderen) umgehen. Es gibt außerdem verschiedene naturheilkundliche Methoden, das PMS zu lindern (Buchtip Seite 46). Allgemein wohltuend und entspannend wirken ätherische Öle (Seite 29).

Blues-busters

Die besten Methoden, um sich selbst bei Laune zu halten

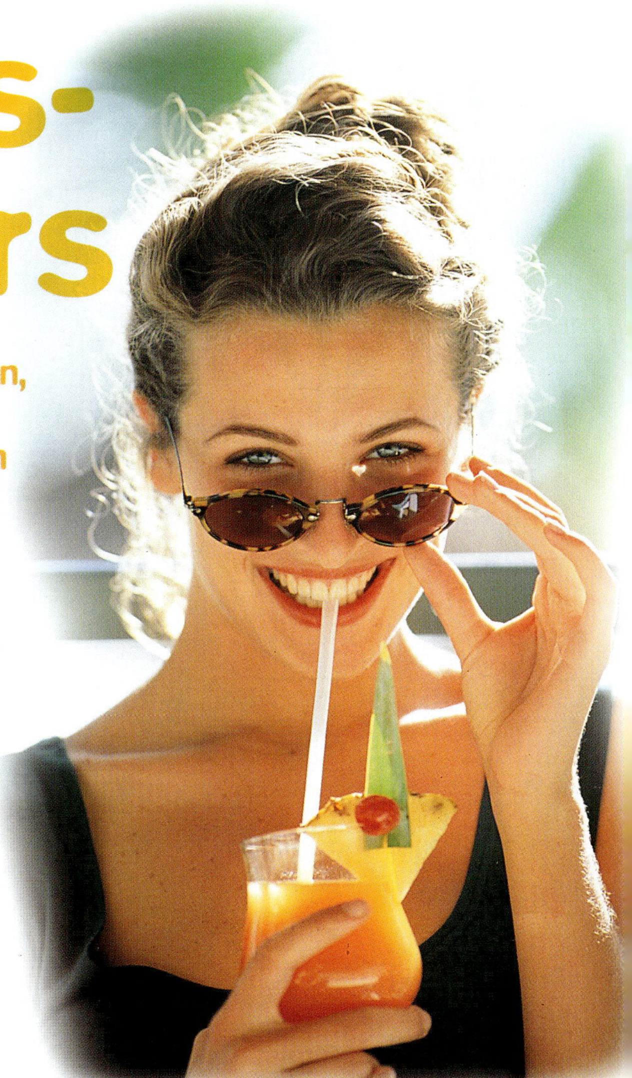

Wahre Lebenskünstler können den Augenblick in vollen Zügen genießen. Sie wissen um die Macht ihrer Gedanken – und halten sich möglichst ans Positive. Wer sich außerdem rundum verwöhnt mit allem, was Spaß macht und aufbaut, der hat die Lebensfreude abonniert.

Wann, wenn nicht jetzt?!

Wer das Leben in vollen Zügen genießen kann, jede Minute ganz bewußt erlebt, der verfügt über eine unversiegbare Quelle der Lebensfreude. Achtsamkeit ist die Voraussetzung dafür, wirklich genießen zu können – denn nur, was wir ganz wahrnehmen, können wir auch ganz auskosten.
Wirklich im Moment zu sein, ist sehr intensiv – auch, was die Gefühle betrifft: im Positiven wie im Negativen. Wer's immer »nett« haben will, wird die wahren Höhen kaum erleben.

Die Kunst, den Augenblick zu genießen

Glück liegt einzig im Augenblick. Den verpassen wir aber sehr oft, denn wir hetzen durch den Tag mit dem Gefühl, keine freie Minute zu haben, tun alles mögliche gleichzeitig und müssen manchmal regelrecht nach Luft schnappen – weil wir schier vergessen zu atmen. Auch Gedanken verstellen die Wahrnehmung des Augenblicks, wenn sie ständig um Vorstellungen, Sehnsüchte, Befürchtungen und Ärger über Dinge kreisen, die vergangen sind oder noch gar nicht eingetreten. Das ist in der Regel nicht produktiv, sondern sorgt vielmehr für schlechte Stimmung.

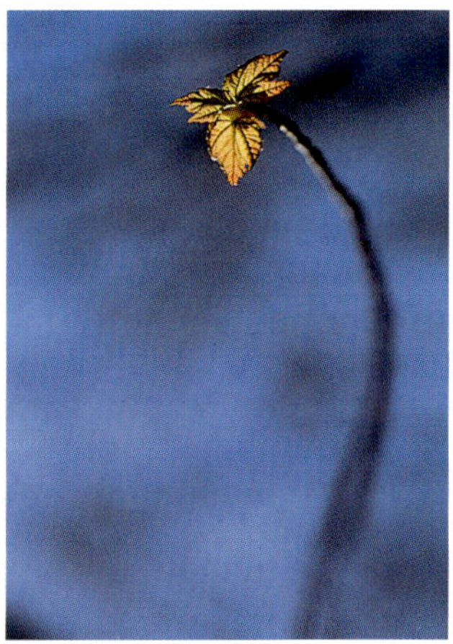

Wer seinen Blick für die kleinen Dinge öffnet, kann überall Anlaß zur Freude finden.

... und die Sorgen loszulassen

Lassen Sie Ihre negativen Gedanken los, indem Sie ganz in den Moment kommen, indem Sie spüren, was jetzt, in dieser Sekunde, ist. Das wirkt sehr befreiend und öffnet den Zugang zu der inneren Kraft, die Lösungen kreieren kann. Sorgen dagegen blockieren diese Energie.

Achtsamkeit üben

Sich ganz auf den Augenblick und sich selbst zu besinnen, gelingt am besten, indem Sie sich auf etwas ganz Einfaches konzentrieren – zum Beispiel auf das Atmen.
Damit können Sie Achtsamkeit jederzeit und überall üben. Sie brauchen dafür keinen bestimmten Rahmen und keine besondere Zeit.

Zu Atem kommen

➤ Sitzen oder stehen Sie einfach möglichst entspannt, oder gehen Sie etwas langsamer als sonst. Achten Sie auf Ihren Atem, lassen Sie ihn ganz normal weiterfließen, und denken Sie beim Einatmen »Ein« und beim Ausatmen »Aus« – das ist alles.

Natürlich werden Sie sich ganz schnell wieder beim Denken erwischen. Das macht nichts. Lassen Sie die Gedanken weiterziehen, und konzentrieren Sie sich wieder aufs Atmen. Einige Minuten der Konzentration bringen schon sehr viel.

Tiefe Entspannung

➤ Um die Wirkung zu intensivieren, sollten Sie sich regelmäßig etwas Zeit nehmen, um tieferes Atmen und Entspannen zu üben.
Genießen Sie es, mal nichts zu tun, einfach den Atem und den Körper wahrzunehmen, Gedanken wie Wolken vorbeiziehen zu lassen, Ruhe, Gelassenheit und Konzentration zu finden.

1. Legen Sie sich auf den Rücken, Arme neben dem Körper, Beine ausgestreckt. Schließen Sie die Augen.
2. Folgen Sie Ihrem Atem eine Weile mit Ihrer Aufmerksamkeit, ohne etwas zu »machen«. Lassen Sie den Atem einfach fließen.
3. Lassen Sie dann alle Anspannung bewußt los: Gehen Sie langsam mit Ihrer Aufmerksamkeit den Körper durch – Füße, Beine, Becken, Bauch, Rücken, Arme, Schultern, Hals, Gesicht. Stellen Sie sich vor, wie die Muskeln weich und entspannt werden, wie Sie immer schwerer in die Unterlage einsinken.
4. Atmen Sie dann bewußt, aber ohne Anstrengung, tief in den Bauch: Mit dem Einatmen hebt sich erst der Bauch, dann die Brust, beim Ausatmen sinken beide wieder. Beim Einatmen denken Sie »Ein«, beim Ausatmen »Aus« – sonst nichts. Gedanken lassen Sie vorüberziehen.
5. Wenn Sie genug haben, dehnen Sie sich kräftig, atmen mehrmals tief ein und aus, gähnen ausgiebig. Öffnen Sie die Augen, und richten Sie sich langsam auf.

Achtsam im Alltag

Alles mit ganzer Aufmerksamkeit zu tun, verändert das Denken wohltuend. Negative Gedanken verlieren an Macht, und immer mehr von dem wird sichtbar, was die kleinen Freuden ins Leben bringt. Und das Leben birgt unglaublich viele Gelegenheiten, sich zu freuen.
➤ Nutzen Sie jede Gelegenheit, Achtsamkeit zu üben: Nehmen Sie wahr, wie Sie sit-

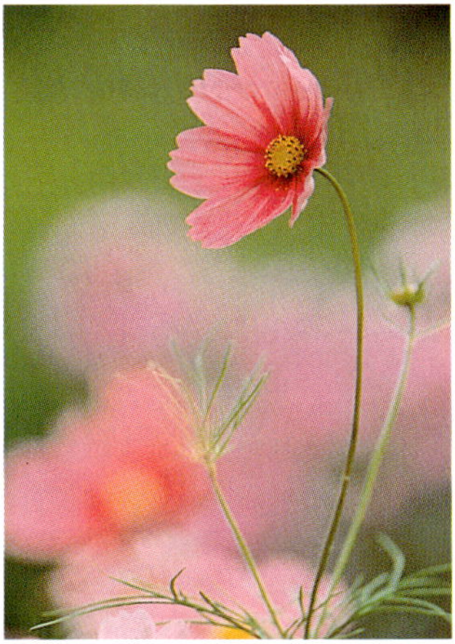

Achtsam hinschauen, riechen, schmecken, fühlen, hören – mit allen Sinnen genießen, was ist.

zen, stehen, gehen, liegen; was Sie gerade fühlen, möchten, brauchen; was Sie sehen, hören, riechen, schmecken. Versuchen Sie, alles mit ganzer Aufmerksamkeit zu tun.

Achtsamkeit hat übrigens nichts mit Egozentrik zu tun, denn je wacher Sie wahrnehmen, desto aufmerksamer sind Sie auch anderen Menschen gegenüber.
Sie werden sehen – das Leben wird reicher von Tag zu Tag, Beziehungen werden besser, vieles macht mehr Spaß, weil Sie es so intensiv erleben.

tip:

Lächeln zaubert gute Laune

Lächeln tut gut – versuchen Sie es gleich mal: Atmen Sie tief durch, und lächeln Sie. Was spüren Sie? Im Gesicht? In Brust und Bauch? Was verändert sich?
Es geht dabei um ein Lächeln, das die Gesichtsmuskeln und die Zunge entspannt, kein Grinsen oder »Super-gut-drauf-Gesicht«. Es ist ein stilles, mehr innerliches Lächeln, ein Mona-Lisa-Lächeln, das wohltuend, entspannend, erleichternd wirkt.
Lächeln Sie – und Sie werden Lächeln begegnen. Morgens in der Bäckerei die Verkäuferin anlächeln, in Bus oder Bahn sein Gegenüber, die Kollegen, ... Machen Sie das mal einen Tag lang ganz bewußt. Sie werden unglaublich viel Freundlichkeit und Lächeln zurückbekommen. Denn Lächeln wirkt ansteckend, und es öffnet die Herzen.

Freuden sammeln

Eine leichte Übung, um zu lernen, mehr das Positive wahrzunehmen:

➤ Jeden Abend, bevor Sie einschlafen, lassen Sie noch mal den Tag vor Ihrem inneren Auge passieren. Schenken Sie unangenehmen Ereignissen keine weitere Beachtung (ziemlich ungewohnt, oder?). Diesmal geht's um alles Schöne und Wohltuende, was Sie an diesem Tag erlebt haben. Am besten schreiben Sie diese Dinge auf.
Mit der Erinnerung daran schlafen Sie dann ein. Das gibt schöne Träume und ein fröhliches Aufwachen.

Das Denken ausrichten

Worum es dabei geht: Richten Sie Ihre Gedanken auf Freudiges aus – und legen Sie nicht länger den Schwerpunkt aufs Schwere. Es ist oft erstaunlich, wieviel Schönes im Laufe eines Tages passiert, und wie wenig Beachtung wir dem schenken.

Annehmen, was ist

Annehmen heißt akzeptieren. Es heißt nicht, alles kritiklos toll zu finden. Oder zu resignieren. Annehmen heißt: Ja sagen. Zu sich selbst, zu den Menschen rund um sich, zur aktuellen Lebenssituation. Es heißt nicht, keine Ziele mehr zu haben, nichts verändern zu wollen. Aber den Moment zu akzeptieren – das hilft gegen Unzufriedenheit und schlechte Laune.
Auch Verzeihen – sich selbst und anderen – bringt inneren Frieden. Eine wunderbare Grundlage für gute Laune!

Denken Sie sich glücklich!

Das Positive sehen, gelassen bleiben, in sich ruhen, einverstanden sein mit dem, was ist – die beste Grundlage für gute Stimmung.

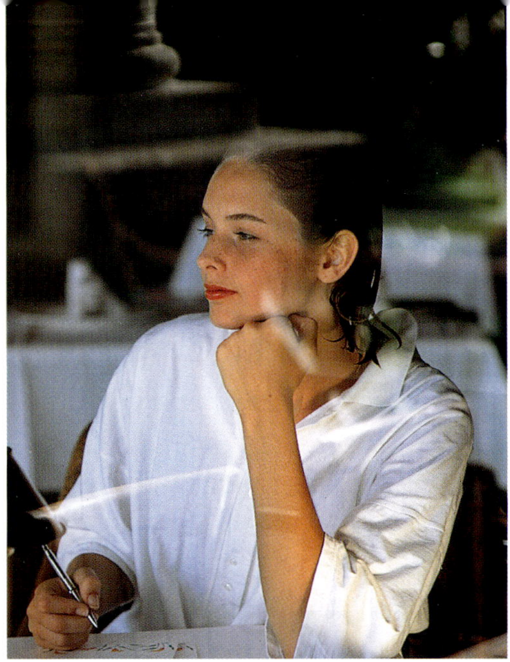

Es ist beindruckend, wie wir uns das Leben schwermachen. Sich selbst beschimpfen, kritisieren, unter Druck setzen, immer gleich das Problematische sehen, es allen recht machen wollen. Oder auch: andere kritisieren, bewerten, verurteilen … Das sind lauter wirksame Strategien, sich die Laune zu verderben. Denn wir sind, was wir denken.

So, wie wir denken, erleben wir die Welt

Mit unseren Gedanken schaffen wir unsere Wirklichkeit. Vielleicht kennen Sie das Beispiel mit dem Glas Wein: Der eine sagt, es sei halbvoll, der andere, es sei halbleer – die Situation ist dieselbe, nur die Interpretation grundverschieden. Es ist die Art, wie wir über etwas denken, mit der wir uns selbst in gute oder schlechte Stimmung versetzen. Denn was wir wahrnehmen, ist meist nicht gut oder schlecht an sich, sondern wird es erst durch unsere Interpretation und Wertung. Dem einen schlägt Regen schnurstracks aufs Gemüt, der andere freut sich auf gemütliche Tee- und Lesestunden. Den einen streßt eine neue Aufgabe enorm, der andere liebt solche Herausforderungen und blüht dann regelrecht auf.

Ich bin, was ich denke

Wir leben mit inneren »Glaubenssätzen«, die unser Weltbild prägen und sehr wirksam gute Laune verhindern können. Wie wir Situationen und Menschen bewerten, wie liebevoll wir mit uns (und anderen) umgehen, wie streng wir mit uns sind, wie zuversichtlich oder ängstlich, wie gelassen oder verkrampft – all das basiert auf bestimmten inneren Überzeugungen. Woher wir sie haben, ist Ansichtssache: Ob es die Gene sind, die Erziehung, das Horoskop, das Karma – jeder Mensch hat bestimmte »Muster«, die sein Verhalten und Denken bestimmen, und dies

großenteils unbewußt. Bevor uns die problematischen Muster nicht bewußt sind, werden sie jeden Versuch, das Leben positiver zu sehen, letztlich untergraben.
Wer also öfter gut drauf sein will, sollte sich mit seiner Art zu denken auseinandersetzen. Denn hier liegt der Schlüssel zum Wohlbefinden.

Denken in Mustern

Denkmuster gibt es in zahlreichen Varianten: »Ich gehöre nicht dazu«, »Ich störe bestimmt«, »Ich schaff' es nicht«, »Ich muß perfekt sein«, »Eil dich«, »Sei immer lieb und nett«, »Streng dich an«, »Sei vorsichtig«, »Arbeit ist mühsam«, »Das Leben ist schwer«, »Wut darf nicht sein« ... jeder hat da seine »Favoriten«. Vermutlich kennen Sie den einen oder anderen Satz oder das dazu passende Gefühl schon aus der Kindheit.
Solche inneren Sätze wirken unbewußt – und das sehr effektiv. Wir richten unser Leben, unser Verhalten, unsere Beziehungen danach ein. Und vieles wird dadurch ziemlich mühsam. Aber einfach so ablegen lassen sich solche Muster nicht, auch wenn sie erkannt sind.
Es gibt verschiedene Ansätze, sich mit den eigenen Denkmustern und Verhaltensweisen auseinanderzusetzen – zum Beispiel die Transaktionsanalyse, NLP (Neurolinguistisches Programmieren), Astrologie, Meditation (Buchtips Seite 46).
Hinderliche innere Einstellungen können in unterstützende umgewandelt werden. Das ist der Einstieg ins positive Denken.

Die Wahl haben

Wir sind so eingeschworen auf unsere Art zu denken, daß wir gar nicht sehen können, welche Alternativen es gäbe. Wer immer gedacht hat, das Leben sei schwer, der kommt gar nicht auf die Idee, es auch mal leicht zu nehmen. Und aus dieser Perspektive hat auch nur das Schwere, nur das mühsam Erworbene echten Wert.
Sich mit seinen Ansichten und Denkmustern auseinanderzusetzen, öffnet die Wahrnehmung für ein großes Spektrum an möglichen Denkweisen. Das gibt nicht nur uns selbst mehr Freiheit im Fühlen und Handeln, sondern macht auch toleranter für das Verhalten anderer. Und vor allem macht es offen für all die Möglichkeiten, es sich gutgehen zu lassen.

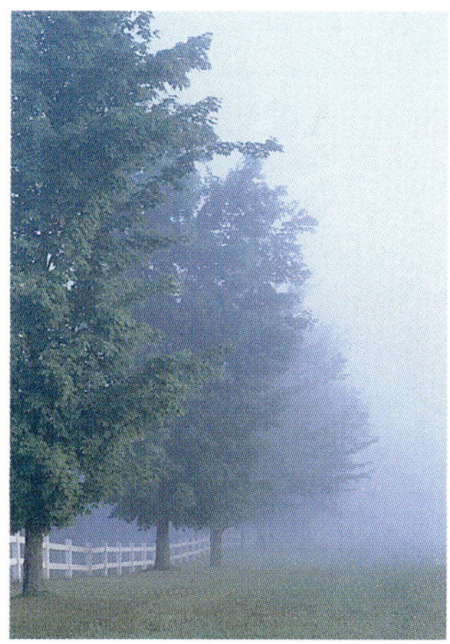

Eine Kunst: Das Schöne selbst im Trüben wahrzunehmen.

Kraftvoll denken mit Affirmationen

Sie können sich aktiv mental unterstützen mit sogenannten Affirmationen, das sind einprägsam und positiv formulierte Sätze. Wenn Sie zum Beispiel in eine Prüfung gehen mit der Angst »Ich bin ganz wirr im Kopf, wie soll ich das schaffen?«, ist das die beste Voraussetzung durchzufallen. Sagen Sie sich dagegen: »Ich habe einen klaren Kopf; was ich gelernt habe, steht mir zur Verfügung; es darf gelingen«, dann wecken Sie damit Ihr Potential, statt sich mental zu schwächen.

Richtig formulieren

Wichtig dabei: Verneinen Sie nicht einfach das Alte, sondern formulieren Sie rein positiv, also nicht »Ich will keine Angst mehr haben«, sondern »Ich bin voller Vertrauen«. Das erste bleibt im Negativen, die zweite Formulierung hat ganz andere Kraft. Affirmationen werden außerdem so formuliert, als wäre der gewünschte Zustand schon eingetreten: Also weder »Ich will nicht länger arm sein« noch »Ich werde bald reich sein«, sondern »Ich bin reich«. Das hat nichts damit zu tun, sich etwas in die Tasche zu lügen. Es geht vielmehr darum, die innere Haltung zu sich und der Welt grundlegend zu verändern.

Solange Sie die Erfüllung des Wunsches in eine unbestimmte Zukunft verlegen, bleiben Sie in einer passiven Haltung. Die Vision »reich« ohne Einschränkung klar zu formulieren, hat Kraft, öffnet das Bewußtsein für alles, was mit (innerem und äußerem) Reichtum zu tun hat, und schafft erst die Bereitschaft, reich zu werden. Denn oft hindern unbewußte Denkmuster wie »Ich habe es nicht verdient/Es ist ja doch nie genug« daran, wirklich an die Wunscherfüllung zu glauben, geschweige denn, die Vorstellung zu realisieren.

Wirksam in Entspannung

Sich hier und da mal so einen Satz vorzusagen, ist nicht sonderlich wirksam. Wesentlich effektiver ist es, sich täglich bewußt zu entspannen (Seite 18), dann die Affirmation innerlich zu wiederholen und so tief ins Bewußtsein einsinken zu lassen.

info:

»I AM, WHAT I AM«

Beim Positiven Denken geht es weniger darum, sich zum Erfolg zu puschen oder ganz verändern zu wollen. Auch die magischen Kräfte der Affirmationen halten sich in Grenzen. Das eigentliche Ziel ist, in jeder Hinsicht liebevoll und unterstützend mit sich umzugehen. Sicher geht es demjenigen besser, dem Mut zugesprochen wird und der sich angenommen fühlt, als dem, der ständig unter Druck gesetzt und kritisiert wird. Sich selbst liebevoll anzunehmen, sich zu fördern statt zu hemmen, an die eigenen Möglichkeiten zu glauben – das macht stark.

Gewinner-Strategie

Nehmen wir noch ein Beispiel: Sie können einer Gehaltsverhandlung ängstlich entgegensehen mit dem Gefühl, daß Sie eh keinen Erfolg haben werden – dann gehen Sie schon als Verlierer ins Gespräch. Oder Sie können eine kraftvolle Gewinnerstrategie entwickeln. Die könnte so aussehen:

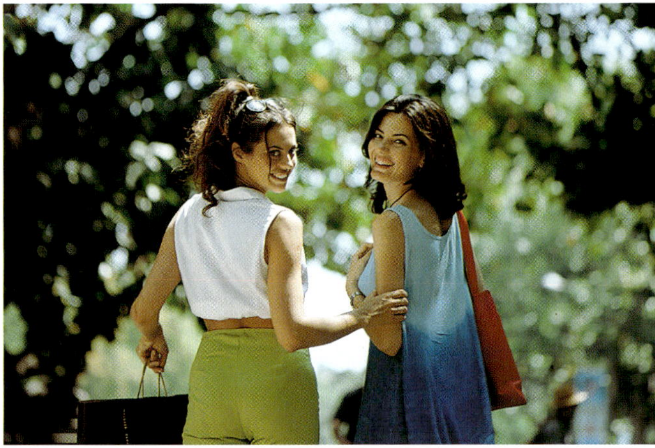

Selbstbewußtsein hat weniger mit Status und Schönheit zu tun (das hilft oft wenig), sondern vielmehr mit innerer Kraft und Klarheit.

1. Bauen Sie sich selbst auf durch positive Gedanken und Bilder. Denken Sie also nicht: »Oh Gott, ich werde es wieder nicht schaffen …« sondern beispielsweise: »Ich weiß, was ich will. Ich habe die Gehaltserhöhung verdient. Ich finde die richtigen Worte. Ich bin stark und gelassen.«
Und stellen Sie sich vor, wie Sie nach dem erfolgreichen Gespräch fröhlich aus dem Chefzimmer kommen.

2. Wenn Sie dazu neigen, sich innerlich klein zu fühlen gegenüber Ihrem Chef/Ihrer Chefin, dann holen Sie ihn/sie erstmal runter vom »Podest«. Sie sind beide erwachsene Menschen, nicht mehr und nicht weniger. Wenn der andere Sie von oben herab behandelt, dann ist das seine »Masche«, die eigene Unsicherheit zu verbergen. Steigen Sie auf dieses Machtspiel nicht ein, bleiben Sie bei sich und Ihrem Selbstwertgefühl (ohne den anderen abzuwerten).

3. Sie könnten auch ausprobieren wie es ist, die Amazone in sich zu wecken: Nehmen Sie die Situation als spannende Herausforderung. Lassen Sie Ihre lebendige, dynamische Seite groß werden, spüren Sie die wilde Frau (Seite 24) in sich. Das setzt eine Stärke frei, die Sie selbstbewußt und kraftvoll in die Auseinandersetzung gehen läßt (was nichts mit Aggressivsein zu tun hat).

4. Außerdem: Überlegen Sie sich vorher Ihre Argumente, notieren Sie sie eventuell auf einem Spickzettel. Lassen Sie sich nicht gleich abwimmeln. Versuchen Sie, sachlich zu bleiben, selbst (oder gerade!)

wenn der Chef/die Chefin unsachlich wird. Nehmen Sie seine/ihre Argumente nicht persönlich – beleidigt oder verletzt zu reagieren, nimmt Ihnen die Kraft.
Tief durchatmen, bei sich bleiben, dem anderen keine Macht über sich geben, sich zur eigenen inneren Stärke hin ausrichten (»Ich bin stark und gelassen«).

Wie auch immer es ausgeht …

Und wenn Sie trotzdem keinen Erfolg hatten, dann lassen Sie sich bloß nicht die Laune verderben! Machen Sie Ihrem Ärger Luft (Seite 9), und tun Sie sich dann etwas wirklich Gutes (Seite 42).

Warum sollen Sie sich durch Selbstvorwürfe, Wut und Immer-wieder-drüber-Nachdenken noch eins drauf geben? Es ist sehr entspannend, annehmen zu können, was ist, und ansonsten gut für sich zu sorgen. Und so Kraft zu tanken für den nächsten Versuch.

Volle Kraft voraus!

Die meisten Frauen haben früh gelernt, lieb, brav und »anständig« zu sein – dafür gab es Lob. Lebendigkeit und Aggression waren Jungssache. Ihr starkes, kreatives Potential, ihren Selbstausdruck, ihre Abenteuerlust mußten viele kleine Mädchen unterdrücken, um geliebt zu werden. Das Ergebnis: Sie fühlen sich heute schwach, abhängig, ängstlich, harmoniesüchtig, unzufrieden, schuldbewußt, unsicher, unfrei, depriminiert … denn sie haben den Zugang zu der lebendigen inneren Kraft verloren.

Die Quelle der Lebensfreude

Diese Kraft ist die innere Quelle für Lebensfreude. Wer ihr nachspürt und sie wieder in Fluß bringt, weckt das Spielerische, Kreative in sich, Gefühle, Lust, Stärke und Intuition der inneren »wilden Frau«. Sie ist unsere instinktive Seite, unsere lebendige Seele, die genau weiß, was wirklich gut für uns ist. Sie hilft uns auch, uns selbst liebevoll anzunehmen.

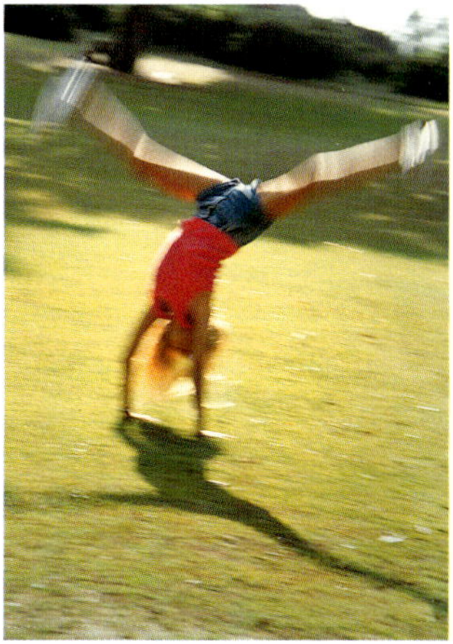

Lebendig, kreativ, spielerisch, lustvoll, kraftvoll – das freie Kind und die wilde Frau in sich leben …

Selbst ist die Frau

Wer die wilde Frau in sich zuläßt (Buchtip Seite 46!), kann leichter Dinge in Angriff nehmen, sich abgrenzen (mal Nein sagen), wirklich Ja sagen, Neues wagen, sich selbst wichtig nehmen, seine Bedürfnisse äußern, sich kraftvoll fühlen.

Action bringt Spaß

Bewegung kurbelt Durchblutung, Atmung, Stoffwechsel an und ist deshalb lebensnotwendig. Außerdem: Wer Sport treibt, fühlt sich in seinem Körper zu Hause, lebendig, beweglich – einfach gut.

Der Fun-Faktor

Sport kann richtig high machen, denn Daueranstrengung, Erregung, Geschwindigkeit fördern die Produktion von Stoffen im Körper, die Glücksgefühle auslösen. Mit anderen etwas zu unternehmen, zu trainieren und zu spielen, macht sowieso Spaß. Solange es nicht zum Streß wird. Überanstrengung ist ungesund, zu großer Ehrgeiz macht verkrampft.

Tun, was guttut

Es gibt keine optimale Sportart – jeder Mensch hat andere Bedürfnisse. Wenn Sie »Ihren« Sport noch nicht gefunden haben, fragen Sie sich, was Ihnen guttut:
sich so richtig auspowern, Kampf, Spiel, Geschwindigkeitsrausch, oder eher Entspannung, Konzentration? Solo, Duo oder Gruppe? Was ist Ihr bester Ausgleich nach der Arbeit? Probieren Sie Verschiedenes aus, und machen Sie das, womit es Ihnen am besten geht (nicht, was »das Beste wäre …«!).

Ein gutes Körpergefühl

Wegen der Figur quälen wir uns oft mit allem möglichen, was gar nicht unbedingt Spaß macht. Dabei hat Attraktivität wenig mit einem optimalen Body zu tun: Wer ein gutes Körpergefühl hat, hat auch eine gute Ausstrahlung. Also: Weniger wegen der Optik, mehr wegen des Feelings trainieren! Alles sollte dazu dienen, daß Sie mit Ihrem Körper im Einklang sind. Und achten Sie immer auf Haltung und Gang – nicht nur, weil es besser aussieht, sondern weil ein dynamischer Gang und eine aufrechte Haltung die Stimmung stark beeinflussen (Seite 9).

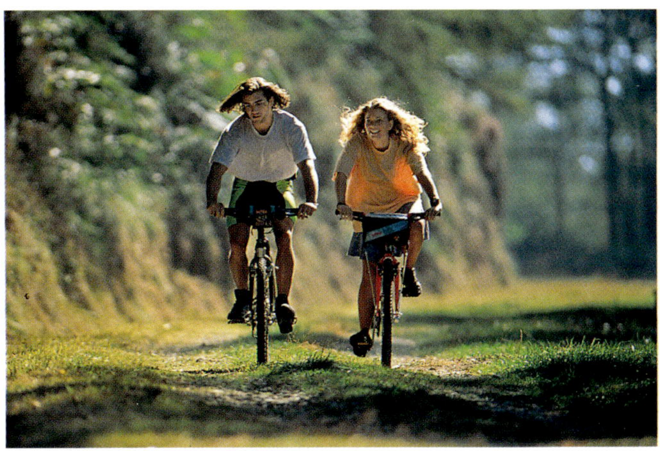

Bewegung im Freien tut doppelt gut – mit Licht, Luft und Landschaft.

Freude für alle Sinne

Geben Sie Ihren Sinnen Futter – denn wohltuende Sinneseindrücke streicheln die Seele.Wer gestreßt durch die Gegend rennt, in Gedanken nur mit seinen Problemen beschäftigt, und sich selbst gewaltig unter Druck setzt, wird aber kaum Augen haben für all die kleinen Dinge, die gerade im Streß wohltun.

➤ Deshalb: Halten Sie immer wieder einmal inne und spüren, sehen, riechen, hören Sie, was in Ihnen und um Sie herum los ist. Und sorgen Sie ganz bewußt dafür, daß immer etwas da ist, was die Sinne erfreut und positive Stimmung macht.

Kleine Highlights

➤ Gehen Sie doch mal durch Ihre Wohnung, und schauen Sie sich an, mit was Sie sich vorwiegend umgeben. Sind es Dinge und Farben, die Ihnen ein Gefühl der Kraft, Selbstbestimmtheit, Freude vermitteln? Sind es eher »nette«, brave Sachen? Oder sehr coole? Können Sie in Ihrer Wohnung auftanken?

➤ Was symbolisiert für Sie persönlich Freude? Was bringt Sie zum Lächeln? Gestalten Sie Ihr Umfeld mit Dingen, die Ihre Laune heben, die Ihrer Seele guttun.

➤ Auch am Arbeitsplatz ist es wichtig, sich eine Wohlfühlatmosphäre zu schaffen. Schließlich halten Sie sich dort täglich viele Stunden auf, und gerade dort ist es ja oft stressig und schwierig.

➤ Gestalten Sie kleine »Altäre«: Das kann ganz unauffällig sein, damit niemand Grund zum Lästern hat.

Die nächsten Seiten bieten viele Tips zu Dingen und Farben, die aufmunternd und stärkend wirken. Finden Sie heraus, was Ihnen Kraft gibt und Sie zum Lächeln bringt – ein Lächeln, das Sie mit Wärme und Freude erfüllt, kleine, stärkende Momente lang.

Mehr Farbe ins Leben!

Umgeben Sie sich mit Farbe! Denn Farben wirken. Nicht nur, daß wir mit einem roten Pullover ganz anders wirken als mit einem dunkelblauen. Nicht nur, daß uns die eine Farbe besser steht als die andere. Farben wirken auf unsere Gefühle.

Farben-froh

Je nach Kultur sind die Assoziationen und Gefühle, die Farben hervorrufen, unterschiedlich. Wie wir »Abendländer« auf Farben reagieren, haben Untersuchungen deutlich gemacht. Zwar reagieren wir nicht alle identisch, aber innerhalb einer gewissen Bandbreite. Dabei hängt die Assoziation auch mit der Farbnuance zusammen: Kükengelb wird anders empfunden als Zitronengelb. Ob man auf eine Farbe positiv oder negativ reagiert, hat viel mit Erfahrungen zu tun: Wer

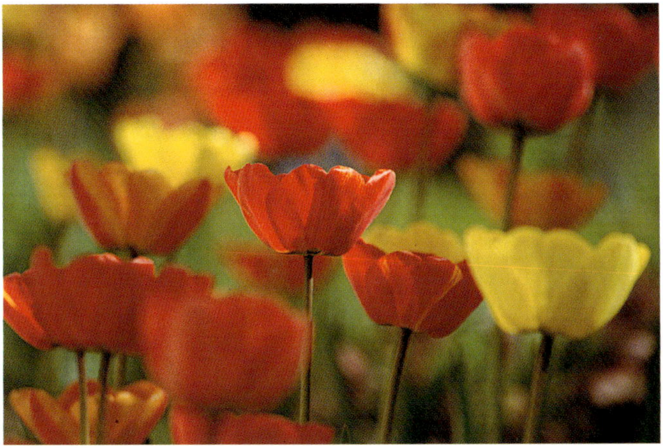

Farben sind elektromagnetische Wellen, das sichtbare Spektrum des Sonnenlichts. Sie nehmen Einfluß auf Körperfunktionen und Gefühle – wie genau, weiß man noch nicht, wohl aber, daß es funktioniert.

als Kind immer in Dunkelblau gekleidet wurde, wird die Farbe vielleicht gräßlich finden; wer Angst vor (seiner eigenen) Aggression hat, dem wird Knallrot eher unangenehm sein. Finden Sie selbst heraus, wie's Ihnen mit den Farben geht.

So können Farben wirken

- Für gute Laune gibt es keine bessere Farbe als leuchtendes Gelb. Das hellt die Stimmung umgehend auf.
- Orange ist eine Powerfarbe, macht wach und aktiv. Zuviel kann hibbelig machen, also eher sparsam dosieren.
- Rot wirkt dynamisch und gibt Energie: Ein roter Pullover an trüben Tagen kann Wunder wirken.
- Grün wirkt ausgleichend und harmonisierend. Es symbolisiert Frische, Lebendigkeit und Wachstum. Umgeben Sie sich mit Pflanzen!
- Blau beruhigt, entspannt und unterstützt (als Bettwäsche oder Wandfarbe) erholsamen Schlaf.
- Hellblau ist »aktiver«: ein richtiger Gute-Laune-Kick kann der strahlend-blaue Himmel sein.
- Rosa versetzt in sanfte Stimmung, öffnet das Herz.
- Weiß schafft Klarheit – in Räumen und Gedanken.

Farben anwenden

Am wirkungsvollsten sind starke, reine (Natur-)Farben.

➤ Ziehen Sie sich öfter mal bunt an. Wer immer in Schwarz oder Beige rumläuft, setzt weder besonders positive Signale, noch tut er etwas für die eigene gute Laune. Experimentieren Sie mit Farben! Was macht Sie an, was finden Sie langweilig?

➤ Wenn Sie bei einer Farbberatung waren und seitdem nur noch eine bestimmte Skala nutzen: Lassen Sie sich nicht so einschränken! Oft reicht eine Kette in der richtigen Farbe, um Ihren Hautton optimal zu Geltung zu bringen. Tragen Sie ansonsten, was Ihr Herz begehrt! Mit Tuch und Halskette können Sie andererseits auch leicht fröhliche Akzente setzen.

tip:

STARKE STEINE

Edelsteine haben Heilkräfte, sie wirken über ihre Farbe und ihre Eigenschwingung. Probieren Sie es aus. Hier einige Beispiele, wie Steine der Seele guttun können (Buchtip Seite 46):

- Amethyst: Schutz, Inspiration, Harmonie, guter Schlaf
- Bergkristall: Harmonie, Klarheit, Kreativität
- Citrin (hellgelb, klar): Zuversicht, Lebensfreude
- Granat: Lebenskraft, Selbstvertrauen, Mut
- Hämatit: innere Stärke, Energie, Präsenz
- Jade: Freude, innerer Frieden, klärt Gefühle
- Rosenquarz: liebevolle Gefühle, für sich und andere

Handschmeichler/Trommelsteine (im Fachgeschäft, Esoterik-Laden) eignen sich am besten: Eine Weile in der Hand halten; in der Hosentasche tragen; in Ruhe anschauen. – Jeden Stein nach dem Kauf und dann regelmäßig energetisch reinigen: einige Minuten unter fließendes Wasser halten oder einen Tag in die Sonne legen.

➤ Bunte Vasen, Kissen, Decken, Vorhänge bringen Farbe in Wohn- und Arbeitsräume.
➤ Auch Fotos von Bäumen, Wasser, Blumen sorgen für Farbstimmung. Gehen Sie auf die Suche nach bunten oder einfarbigen Postern. Oder malen Sie Bilder in Ihren Lieblingsfarben.

➤ Wenn Ihre Stimmung zu sinken droht: Nehmen Sie ein großes Papier, am besten ein Stück Tapete, und malen Sie mit Fingerfarben ein leuchtend buntes Bild oder eines nur in Gelbtönen. Das bringt Licht in die Seele. Und die Farbe mit den bloßen Händen aufzutragen hat eine ganz eigene Dynamik.
➤ Um die Stimmung gezielt zu bessern: Eine Viertelstunde lang den Raum, in dem Sie sind, mit einer gelben Glühbirne beleuchten (Fachhandel; Buchtip Seite 46).
➤ Für eine erholsame Nacht, in der Sie neue Energie für den Tag sammeln, sind blaue Bettwäsche und gedeckte Farben im Schlafzimmer gut.

Mehr Licht!

Licht hellt auch seelisch auf! Depressionen werden erfolgreich mit Lichttherapie behandelt. Sonnenlicht wirkt nachweislich positiv auf Blutdruck, Streßtoleranz, Ausdauer und vieles mehr. Vorwiegend über die Augen, aber auch über die Haut nehmen wir die Informationen des Lichtes auf, mit dessen Hilfe das Gehirn wichtige Körperfunktionen reguliert.
Nutzen Sie also die Kraft der Sonne (exzessives Sonnenbaden aber ist unnötig und ungesund). Tragen Sie weniger Sonnenbrille. Sorgen Sie speziell im Winter dafür, daß Sie mal ans Tageslicht kommen.

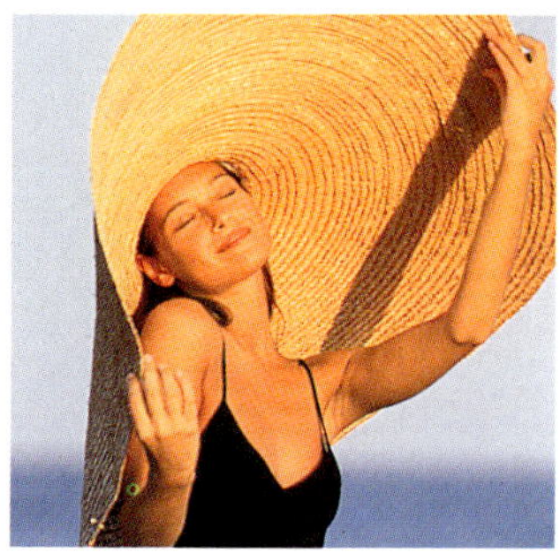

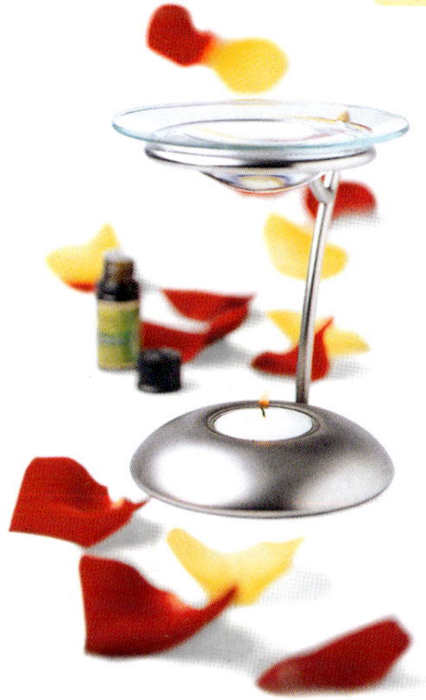

Auf Duftwolken schweben …

Ein schöner Duft kann die Stimmung wie durch Zauberhand verwandeln. Jasmin weckt romantische Gefühle, Rosenduft öffnet das Herz, Orangen wirken belebend, Zimt und Vanille stimmen sinnlich … Denn Düfte wirken zielgerade auf die Seele.

Ganz einfach geht's mit ätherischen Ölen, die eine riesige Duftpalette jederzeit verfügbar machen: Mit dem richtigen Öl können Sie gute Laune verbreiten, Konzentration und Kreativität wecken, sich auf sanfte Weise guttun. Gönnen Sie sich also öfter mal einen schönen Duft im Raum! Absolut wohltuend: ein Duftbad. Das höchste der Gefühle: eine sanfte, wohlduftende Massage.

Düfte wirken

Gute ätherische Öle sorgen nicht nur für sinnliches Vergnügen, sondern haben ganz konkrete Wirkungen auf Körper, Seele und Geist.

- Über die Nase wird die »Information« des Duftes ans Gehirn weitergeleitet – und zwar in das Limbische System, das vermutlich das Unbewußte und die Gefühle steuert, am Erinnern beteiligt ist und das Zusammenspiel aller Körperfunktionen mit beeinflußt. Das erklärt, warum mancher Duft zum Beispiel spontane Erinnerungen und längst vergangene Gefühle in uns weckt. Und warum Düfte unsere Gefühlslage beeinflussen.
- In Massageöl oder Bad wirken die Öle auch über die Haut und Schleimhaut. Die Inhaltsstoffe der Öle gelangen über das Gewebe in den Blutkreislauf und zu den Organen, wo sie ihre heilsame Wirkung entfalten.
- Auch in der Küche kann man mit ätherischen Ölen zaubern: mehr auf Seite 34.

Wichtig: gute Qualität

Ganz entscheidend für die Wirkung ist die Qualität! Nur naturreine ätherische Öle garantieren die erwünschten Eigenschaften. Billigöle sind oft synthetisch (künstlich) hergestellt und enthalten nicht alle wichtigen Wirkstoffe, stattdessen aber chemische Stoffe, die auf Dauer schädlich wirken. Kaufen Sie also nur 100 % reines ätherisches Öl (nicht »naturidentisches« oder »Parfümöl«).
Wenn Sie Körperöle mischen, sollte auch das fette Basisöl hochwertig sein. Gutes Jojoba-, Macadamianuß- oder Süßes Mandelöl enthält pfle-

gende Wirkstoffe, die in die Haut einziehen. Kaltgepreßte Öle aus kontrolliert-biologischem Anbau sind die beste Garantie, daß all diese wertvollen Stoffe und nur diese im Öl enthalten sind.

Mischen und dosieren

Natürlich können Sie einfach Ihr Lieblingsöl nehmen, um Ihre Laune zu heben. Mischungen aber wirken oft intensiver und riechen spannender.
Ganz wichtig, damit der Duft Sie nicht umhaut: Sparsam dosieren! Denn auch ein ganz sanfter Duft wirkt stark! Duftgeschwängerte Räume können Kopfschmerzen oder Übelkeit auslösen.

➤ In Duftlampen je nach Raumgröße und Öl nicht mehr als 3 bis 10 Tropfen aufs Wasser geben.
➤ In Körperöle auf 50 ml Basisöl etwa 10 Tropfen.
➤ Ins Vollbad ebenfalls nicht mehr als etwa 10 Tropfen ätherisches Öl. Wichtig: Nicht direkt ins Badewasser geben, sondern erst in einer Tasse Sahne, Vollmilch oder mit 1 Eßl. Honig verrühren – ätherische Öle sind nämlich nicht wasserlöslich. Und Sahne, Milch oder Honig sind feine Hautpflegemittel.

Gute-Laune-Rezepte

➤ Die folgenden Mischungen können Sie in die Duftlampe, in 50 ml Basisöl oder in ein Bad geben (siehe oben).
➤ Wenn Ihnen ein Duft besonders gut gefällt, machen Sie eine Vorratsmischung : In ein 5-ml-Braunglasfläschchen (aus der Apotheke) passen etwa 70 Tropfen Öl. Rechnen Sie die Mischung hoch, sehr intensive Düfte (wie Rose, Jasmin, Angelika, Vetiver, Zeder) dosieren Sie im Verhältnis niedriger.

Viele wunderbare Duftmischungen finden Sie in den Büchern von Monika Werner (Buchtips Seite 46), von der auch einige der folgenden Rezepte stammen.

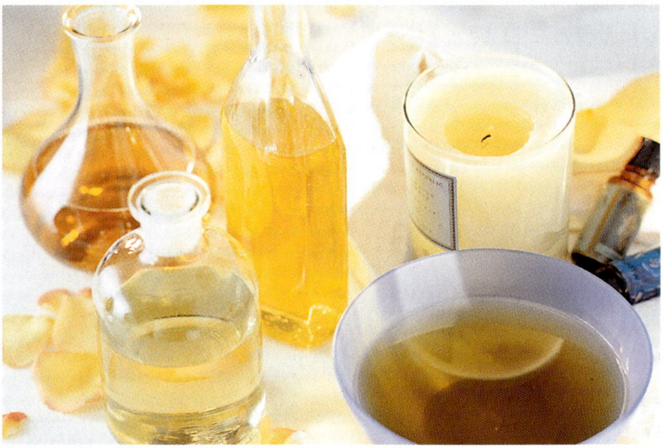

Düfte zaubern gute Stimmung: Mit Duftlampe, Aromamassage oder einem wohligen Duftbad können Sie ganz leicht Ihre Laune heben.

Gegen den Blues

5 Tr. Bergamotte · 3 Tr. Lavendel · 2 Tr. Geranie · 1 Tr. Angelika

Zum Abheben ...

4 Tr. Bergamotte · 1 Tr. Jasmin · 1 Tr. Koriander · 2 Tr. Ylang-Ylang · 2 Tr. Vanille

Einfach genial

(gegen geistige Durchhänger) 3 Tr. Limette · 3 Tr. Grapefruit · 2 Tr. Rosmarin · 2 Tr. Zypresse

Entspannung pur

(Streß, Einschlafprobleme) 1 Tr. Rose · 5 Tr. Lavendel · 3 Tr. Zeder

Warm & wohlig

4 Tr. Mandarine · 1 Tr. Jasmin 3 Tr. Benzoe Siam · 2 Tr. Sandelholz

Sinnliche Stunden

5 Tr. Grapefruit · 1 Tr. Rose 2 Tr. Ylang-Ylang · 1 Tr. Kardamom · 1 Tr. Vetiver

Für die Tage vor den Tagen

5 Tr. Bergamotte · 2 Tr. Jasmin · 2 Tr. Ylang-Ylang · 1 Tr. Zypresse · 2 Tr. Sandelholz – in 50 ml Macadamianuß- und 50 ml Jojobaöl. Täglich Brust, Bauch und unteren Rücken einreiben.

Gegen Spannungskopfschmerz und »Kater«

1–2 Tropfen Pfefferminze auf den Fingerspitzen verreiben und die gesamte Kopfhaut sanft damit massieren – vom Nacken bis zu den Schläfen.

info:

DUFT & PSYCHE

Alle ätherischen Öle wirken sehr vielseitig; hier die für die Stimmung wichtigsten:

- Pure Seelentröster: Benzoe Siam, Jasmin, Rose, Sandelholz, Vanille, Ylang-Ylang
- Entspannt und muntert auf: Basilikum, Bergamotte, Geranie, Lavendel, Muskatellersalbei, Zimt
- Wirkt anregend und aufheiternd: Limette, Grapefruit, Mandarine, Orange, Weißtanne, Douglasie
- Stärkt innerlich, baut auf, gibt neuen Mut: Angelika, Vetiver, Zeder, Zypresse
- Klärt den Geist, bringt in Schwung: Lemongrass, Pfefferminze, Rosmarin, Zitrone

Lust auf Berührung

Liebevolle Berührung macht angenehme Gefühle, das ist sicher. Eine Massage mit duftenden Ölen ist eine doppelte Wohltat, weil auch der Duft Körper und Seele guttut. Schon kleine Massagen können Wunder wirken. Zeit findet sich immer für eine (Selbst-)Massage der Hände, Füße oder des Gesichts: in der Mittagspause, vor dem Fernseher, im Bett.

➤ Und so geht's: Erst das Massageöl verstreichen, dann ausgiebig und achtsam massieren. Ahmen Sie nicht den Physiotherapeuten nach, sondern folgen Sie einfach Ihrer Intuition. Nehmen Sie zum Beispiel einen Fuß liebevoll in beide Hände, geben Sie ihm Geborgenheit. Und spüren Sie aufmerksam hin, was er jetzt braucht. Lassen Sie Ihre Hände das tun, was entsteht, setzen Sie sich nicht unter Druck.
Alles ist richtig, solange Sie es sanft und achtsam tun.

Auf den Schwingen der Musik

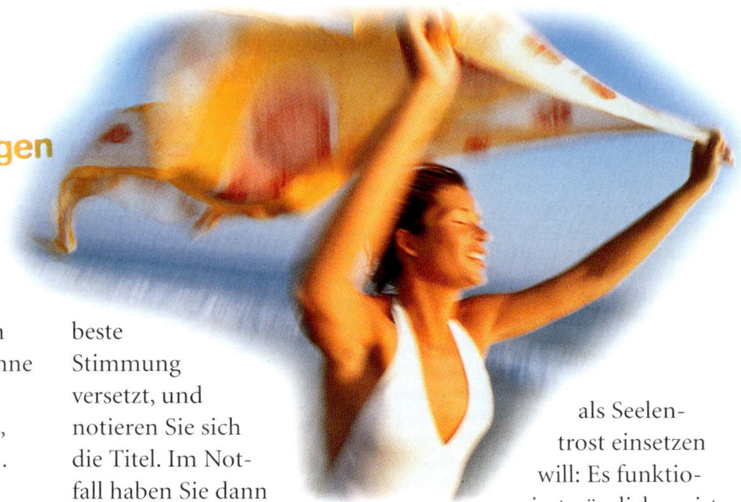

Musik rührt uns zu Tränen (was wäre ein Liebesfilm ohne sie?), sie kann sehnsüchtig machen, fröhlich stimmen, den Tiger in uns wecken … Musik macht Stimmung – wie Düfte und Farben wirkt sie unweigerlich auf die Seele. Deshalb ist es außerordentlich wichtig, sich mit der richtigen Musik zu umgeben.

Der ultimative Soundkick

Wer Lust auf gute Laune hat, sollte genau darauf achten, was das Radio gerade so dudelt und ob das die richtige Stimmung verbreitet! Und lassen Sie sich nicht dauerberieseln, da machen die Ohren schnell zu.

- Legen Sie selbst Ihre Musik auf, passend zur Stimmung, und genießen Sie sie – als Kraftquelle für Ihre Seele.
- Achten Sie ab jetzt bewußt darauf, welche Musik Sie in beste Stimmung versetzt, und notieren Sie sich die Titel. Im Notfall haben Sie dann den schnellen Zugriff.

Mit Swing ans Werk

- Wenn Sie keine Lust haben zu putzen oder an eine schwierige Aufgabe zu gehen, dann hilft Musik! Legen Sie sich fröhliche, fetzige Gute-Laune-Musik auf – am besten beschwingte Tanzmusik (Reggae, Salsa, Disko oder Barocktänze, ganz nach persönlichem Geschmack). Sie werden den Besen schwingen wie nichts, die Aufgabe erledigt sich (fast) von selbst. Probieren Sie es aus!

Gleiches mit Gleichem heilen

Das ist das Prinzip der Homöopathie. Und macht auch Sinn, wenn man Musik als Seelentrost einsetzen will: Es funktioniert nämlich meist nicht, in richtig mieser Stimmung ein fröhliches Stück zu hören – das wirkt einfach unpassend. Musik kann uns helfen, unsere Gefühle zuzulassen und auszudrücken, sei es in Tränen, in Bewegung, mit Singen.

- Hören Sie also in trüben Momenten entsprechende Musik. Vielleicht haben Sie Lust, Ihrem Gefühl mit dem Körper Ausdruck zu verleihen, ganz frei von »üblichen« Tanzbewegungen. Trauen Sie sich ruhig: Seine eigenen Bewegungen zur Musik zu finden, sich selbst auf diese Weise auszudrücken, kann eine intensive, spannende, befreiende Erfahrung sein – und viel neue Energie geben.

Food for Fun

Sie können sich noch so sehr mit Düften, Farben, Sport & Co. dopen – die Basis fürs Wohlbefinden ist letztlich das gute alte Essen. Denn Essen ist viel mehr als nur: »Satt werden mit möglichst wenig Kalorien, und Vitamine sollten schon auch drin sein …«

Essen macht Laune

Es ist die Quelle für körperliche Energie und Motor für viele Abläufe im Körper, die mit entscheidend für gute Laune sind. Außerdem ist Essen natürlich sehr sinnlich: So richtig zu schlemmen, mit allen Sinnen zu genießen, am besten zusammen mit guten Freunden, das kann richtig glücklich machen.

Essen mit Lust

Wer nun ständig Diät hält und sich kaum die Gurke auf dem Knäckebrot gönnt, nimmt sich ganz viel Lebensfreude und Genuß!

Natürlich geht es nicht um hemmunsgsloses Prassen. Ein pappsatter Zustand ist ziemlich beschwerlich.

Das Zauberwort ist »der goldene Mittelweg« – und Achtsamkeit. Vielfältig essen, bewußt genießen und das Ganze weniger aus »Vernunftsgründen« (die halten meist nicht lange vor). Sich liebevoll nähren zu wollen, wie eine Mutter ihr Kind versorgt, und mit der erklärten Absicht, daß auch das Essen selbst Spaß machen soll – das bringt's.

Was zählt, ist …

- Nur kein Fanatismus! Mal Schokotorte, mal Müsli – gute Laune macht, was im Moment das Richtige ist und schmeckt. Abwechslung ist das A und O.
- Viel frisches Gemüse und Obst essen, möglichst sonnengereiftes aus der Umgebung. Denn dann enthält es die meisten Vitalstoffe.
- Lebensmittel sollen Lebenskraft und Energie geben – Fast Food aus Weißmehl, Billigfleisch, Zucker schwächt auf Dauer, weil es zu wenig Nährstoffe enthält.
- Nahrung einkaufen und essen mit dem Ziel, daß sie nicht einfach nur den Hunger stillen, sondern Körper, Geist und Seele stärken soll.
- Essen zelebieren, ihm einen schönen Rahmen, Zeit und Aufmerksamkeit geben. Je achtsamer Sie essen, desto wohltuender und bekömmlicher wird es sein.

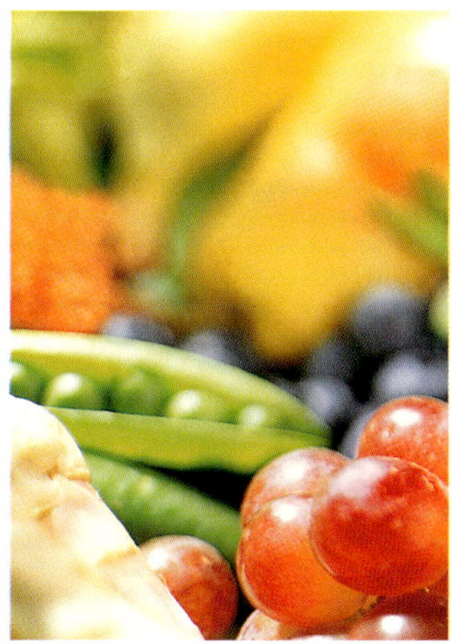

Auch die Augen essen mit – farbenfrohe Lebensmittel, schön angerichtet, tun der Seele gut.

Der richtige »Stoff«

Unsere Gefühle sind, nüchtern betrachtet, chemische und elektrische Prozesse im Körper. Damit diese funktionieren, braucht der Körper Neurotransmitter, Hormone, Enzyme, Vitamine, Mineralstoffe & Co. Diese Stoffe oder ihre Vorläufersubstanzen (die im Körper noch umgewandelt werden) müssen wir großenteils mit der Nahrung aufnehmen. Wenn sie dem Körper ausreichend zur Verfügung stehen, läuft alles bestens (siehe Kasten).

Süßes Glück

Süßes hebt die Stimmung, das ist neurobiologisch nachweisbar. Bei vielen Menschen weckt Süßes auch unbewußt Erinnerungen ans glückliche Babydasein, an Kindertage (Süßes als Belohnung) – und das läßt ein wohliges, geborgenes Gefühl aufkommen. Süßes zu essen ist wie Milchnuckeln und Zungenkuß in einem – denn nicht zuletzt ist das Süße, Weiche auf der Zunge ganz schön sinnlich.

Schoko für die Seele

Speziell Schokolade weckt Glücksgefühle. Allerdings reichen dafür ein paar Stücke. Wer die ganze Tafel verputzt, wird bald ziemlich müde – und das schlechte Gewissen macht dem Glückshormon sowieso den Garaus.
Je höher übrigens der Kakaoanteil (über 60 %), desto wirkungsvoller die Schokolade. Bei Vollmilchschoko braucht man viel mehr für den Kick.

Auch Fett macht fröhlich

Manch einer »braucht« in stressigen Zeiten fettreiches Essen, ob Sahnetorte oder Schweinebraten. Und tatsächlich kann Fett helfen – wenn's das richtige ist.

Kaltgepreßte Pflanzenöle wirken positiv auf den Stoff-

info:

ESSEN, DAS DIE GUTE LAUNE NÄHRT

Es bringt nicht viel, sich mit bestimmten Vitaminen oder Hormonen zu »dopen« – denn auf das Zusammenspiel aller Stoffe kommt es an. Also: Das Richtige und abwechslungsreich essen.

- Fisch, Milch/-produkte, Fleisch, Hülsenfrüchte, Soja, kaltgepreßte Pflanzenöle, Nüsse – in kleinen Mengen, das reicht. Sie alle fördern die Produktion der Wohlfühlstoffe im Körper, etwa des Neurotransmitters Serotonin, der entspannt und zufrieden macht.
- Viel Obst und Gemüse. Ganz wichtig: Kohlenhydrate in Form von Vollwertbrot, Nudeln, Reis und Getreide; sie unterstützen u. a. die eiweißhaltigen Lebensmittel bei der Bildung von Serotonin.
- Gewürze sind echte Stimmungsmacher! Denn sie enthalten ätherische Öle (Seite 29), die ja auf die Gefühle wirken. Auch mit den Ölen selbst kann man würzen (ganz vorsichtig dosieren! Buchtip Seite 46). Zimt und Vanille etwa wirken entspannend, Pfeffer und Salbei anregend, Basilikum und Zitrone aufheiternd.

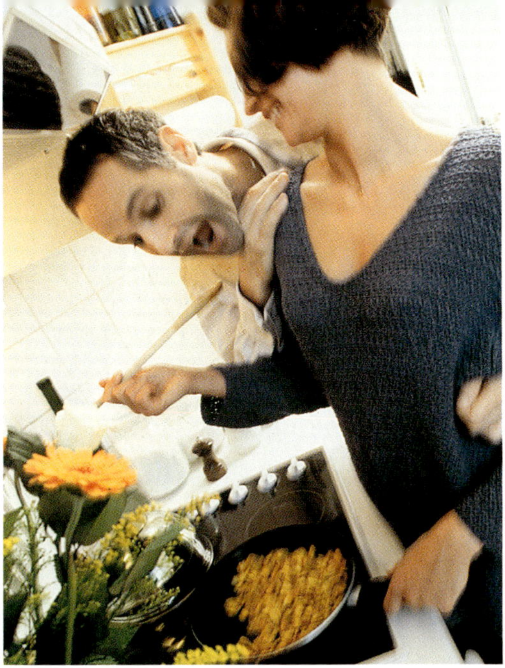

Wer beim Kochen kreativ wird, hat den Spaß und die Anerkennung auf seiner Seite. Und es ist immer eine feine Sache, mit guten Freunden üppig zu tafeln.

Essen als Droge

Ständig auf Diät zu leben, kann zwar regelrecht high machen, aber nicht glücklich. Auch, sich regelmäßig »vollzustopfen«, wenn's einem nicht gut geht, ist oft ein Zeichen für tiefere Probleme. Wenn Sie unter Ihrem Eßverhalten leiden, dann holen Sie sich therapeutische Hilfe! Denn es ist sehr schwer, damit allein zurechtzukommen.

wechsel und damit auf die Gefühle. Aber: Wenig Fett reicht völlig aus. Tierisches Fett sollten Sie noch sparsamer essen (Torte und Braten sind nicht gerade ideal …).

Dick, aber glücklich?

Es ist einfach sehr verführerisch, sich »was Nettes« zu gönnen, wenn's einem nicht so gut geht. Wenn nur die Panik nicht da wäre, daß Süßes oder Fettes unweigerlich dick macht …
Stimmt aber so nicht! Erfahrungsgemäß macht nichts dick, wenn Sie es sich wirklich gönnen und sich damit liebevoll nähren wollen. In dieser Haltung werden Sie genau spüren, wann Sie aufhören müssen und was Ihnen nicht guttut. Und wenn Sie mehr »Gesundes« essen, wird Ihr Heißhunger auf »Junkfood« bald nachlassen.

Auch die beste Ernährung wirkt keine Wunder, kann aber ein fröhliches Leben sehr unterstützen. Denken, Fühlen, Bewegung, Essen, Kommunikation – alles zusammen bestimmt, wie's Ihnen geht.

tip:

GUTE-LAUNE-DRINKS

Ganz ohne Alkohol können manche Getränke für beste Stimmung sorgen:

- Ananas-Joghurt-Shake oder Bananenmilch aktivieren das Serotonin.
- Grüner Tee macht wach und konzentriert, ohne (wie Kaffee und Schwarztee) Herz und Kreislauf zu belasten.
- Kräuter- und Gewürztees gibt's fertig als »Gute-Laune-Tee« oder »Glücks-Tee« im Naturkostladen und Reformhaus. Ausprobieren!

Oh Happy Day!

Lauter praktische Tips, um das beste aus jedem Tag zu machen

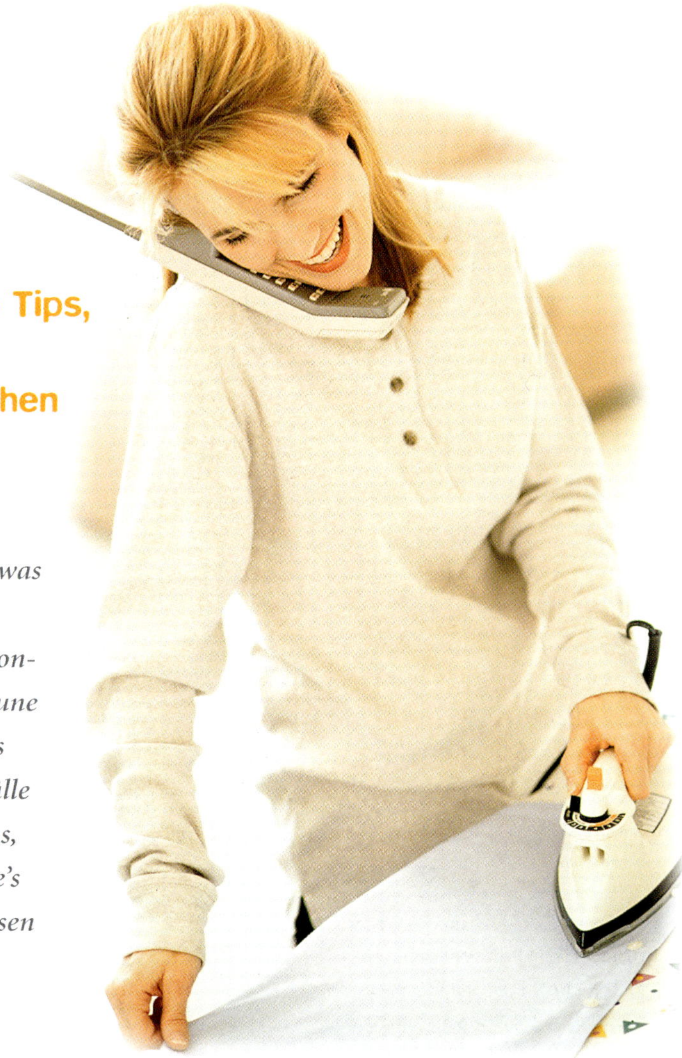

Setzen Sie dem Alltagsfrust etwas entgegen! Wenn Ihre Gefühle Raum haben und Sie sich ansonsten mit kleinen Tricks bei Laune halten, ist viel gewonnen. Tips finden Sie im folgenden in Hülle und Fülle – suchen Sie sich aus, was Ihnen zusagt. Und tun Sie's dann auch. Nur darüber zu lesen hilft nicht viel …

Gut durch den (Mon-) Tag

Aus dem Bett springen, den Tag lächelnd begrüßen, voller Tatendrang und Vorfreude auf das, was kommt – schön wär's …

Oft sieht's aber so aus, daß wir mit schweren Gedanken erwachen, uns mühsam aus dem Bett quälen, muffelig zur Arbeit trotten und den Tag dann irgendwie durchstehen, abends vor der Glotze hängen, nur schwer einschlafen, schlecht träumen; und dasselbe von vorn …

Dabei läßt sich einiges tun, um jeden Tag freudiger zu gestalten – ganz egal, was sonst so passiert.

Einen wunderschönen guten Morgen!

- Begrüßen Sie den Morgen mit einem Lächeln (Seite 19). Bis es zur Gewohnheit wird: Stellen Sie sich etwas neben den Wecker, das Sie jeden Morgen ans Lächeln erinnert.
- Ein Radiowecker mit Kassettenteil kann Sie morgens mit ausgewählter, wohltuender Musik wecken, eine Autosuggestiv-Kassette (Seite 46) auf Aktivität und positive Energie einstimmen.
- Morgenmuffels Muntermacher: ein Fläschchen Rosmarinöl auf dem Nachttisch. Wenn Sie daran schnuppern, wird Ihr Kopf wie angeknipst klar und wach.
- Den Kreislauf ankurbeln: Noch im Bett wie eine Katze dehnen, strecken, gähnen; dann Bürstenmassage und Wechselduschen (zumindest Beine und Arme kalt, immer Richtung Herz).
- Eine Jogging- oder Walkingrunde in der frischen Morgenluft belohnt mit einem unvergleichlichen Guten-Morgen-Feeling.
- Am Lieblingsduft schnuppern, eine tolle Farbe anziehen, fröhliche Musik hören – all das weckt die guten Lebensgeister.
- Schreiben Sie jeden Morgen zwei bis drei Seiten voll – spontan, ohne nachzudenken. Das befreit und klärt.
- Planen Sie jeden Tag etwas Schönes ein, und wenn's nur ein Spaziergang ist.
- Frühstücken Sie richtig. Das ist ganz wichtig für den Energiehaushalt. Mehr Spaß macht's mit schön bunt gedecktem Tisch – leuchtende Farben, ob als Geschirr, Sets, Tischtuch oder Blumen, machen gute Stimmung.
- Aus der Routine ausbrechen: Machen Sie's jeden Morgen ein bißchen anders!

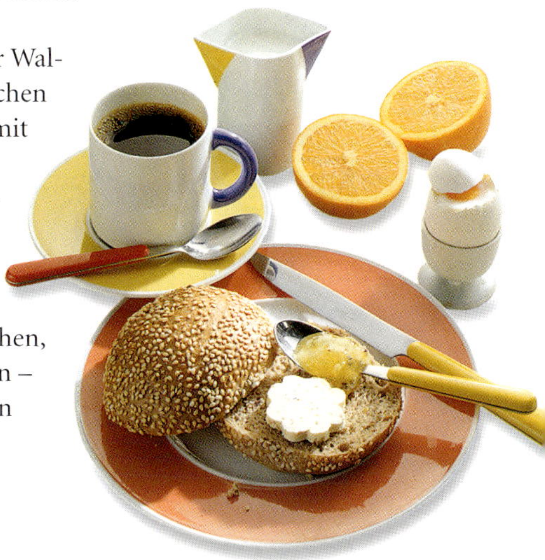

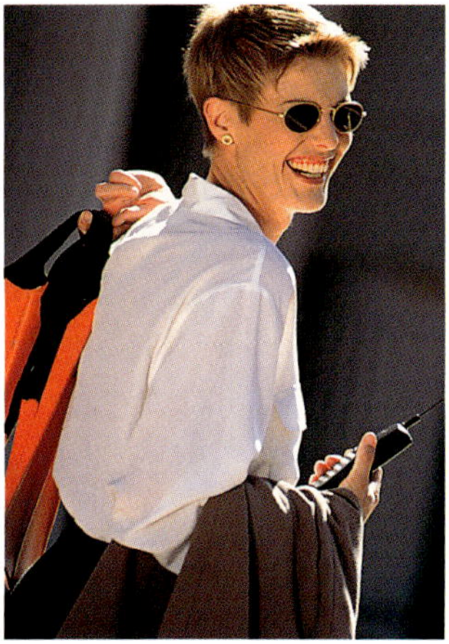

Oft vergeht spätestens auf dem Weg zur Arbeit das Lächeln.

Der Weg zur Arbeit

Stau, überfüllte Bahn, Hetze, Streß ... Toll, wenn der Tag so anfängt.

➤ Fahren Sie antizyklisch, wenn's irgend geht – das heißt, nicht dann fahren, wenn alle es tun, sondern etwas zeitlich versetzt.

➤ Oder Sie machen das beste aus der Situation: Im Stau fetzige Musik auflegen, laut singen, dem Nachbarn zulächeln (der wird nicht wissen, wie ihm geschieht ...).

➤ Wenn Sie sich aufregen, weil Sie zu spät kommen: Damit kommen Sie keine Sekunde schneller an. Allerdings lassen sich Wut und Streß nicht einfach wegargumentieren. Also: Sie sind gestreßt! Aber der Vordermann oder der Nachbar im Bus ist daran nicht schuld – und auch nicht all die anderen Idioten, die heute mal wieder unterwegs sind ... Also fluchen Sie ruhig, aber möglichst weder über die anderen noch über sich selbst, sondern einfach nur als Ventil für Ihren Streß. Eine schöne Übung: »Neutral« fluchen – und dabei tief durchatmen.

Wenn's reicht, versuchen Sie zu entspannen (siehe Übungen rechts oder Seite 17).

Streß in Bus und Bahn

Wer täglich mit öffentlichen Verkehrsmitteln fährt, ist gezwungen, in unnatürlicher (oft schier unerträglicher) Enge mit wildfremden Leuten auszuharren. Eine Situation, die viele Menschen enorm streßt. Es gibt diverse Möglichkeiten, damit gelassener umzugehen (hilft auch in anderen Streßsituationen!):

➤ Hüllen Sie sich in Licht: Stellen Sie sich vor, wie sich von Ihrem Herzbereich ein Leuchten ausbreitet – in Ihrem ganzen Körper; dann lassen Sie es auch nach außen strahlen, so daß Sie schließlich mit einer Aura aus Licht umgeben sind, die Sie wie ein Mantel schützend umgibt.

➤ Oder machen Sie sich durchlässig: Stellen Sie sich vor, wie alles, was Sie stört – Geräusche, Gerüche, Berührungen – durch Sie hindurchgeht, ohne Spuren; Sie atmen ruhig und sind einfach vollkommen durchlässig.

➤ Vielleicht gefällt Ihnen auch die Vorstellung, daß alles an Ihnen abfließt, ohne Sie wirklich zu tangieren.

➤ Oder Sie nehmen Kontakt auf zu Ihren Nachbarn, lächeln sie an! Denn Kontakt entspannt eine feindliche Atmosphäre.

Mit Elan loslegen

Wenn der Job keinen Spaß macht oder wenn er extrem stressig ist, wenn der Haushalt schrecklich anödet, dann fällt das Anfangen oft schwer.

➤ Sorgen Sie noch am Vorabend dafür, das Sie von etwas Schönem begrüßt werden: von einem aufgeräumten Schreibtisch, von blühenden Blumen, von einem Zettel mit einem aufmunternden Satz am PC, im Spind oder auf dem Staubsauger…

➤ Geben Sie sich zwei Minuten, in denen Sie sich auf sich selbst und Ihren Atem konzentrieren. Sagen Sie sich etwas Motivierendes wie »Es wird ein schöner Tag. Ich mag mich. Ich schaffe es mit Leichtigkeit …« (Seite 22). Sie könnten dazu auch einen Edelstein (Seite 28) in eine Hand nehmen oder anschauen und seine Kraft auf sich wirken lassen.

➤ Wenn's geht: Legen Sie anturnende Musik auf, geben Sie einen anregenden Duft in die Duftlampe, ins Putzwasser oder aufs Taschentuch (Seite 31).

➤ Und fangen Sie an! Denn einmal losgelegt, geht's ja meistens doch ganz gut.

Kleine Helfer im Frust

Sorgen Sie dafür, daß immer etwas da ist, was Ihrer Seele Auftrieb gibt.

➤ Bringen Freude und Lebendigkeit ins Haus: frische Blumen. Und entsorgen Sie rechtzeitig die verblühten. Denn müde, welke Blumen haben wahrlich keine wohltuende Energie.
Es müssen übrigens keine teuren Blumen sein. Manchmal machen Zweige aus dem Wald, selbstgepflückte Gänseblümchen oder eine besondere Blüte mehr Freude als ein großer Strauß.

➤ Stellen Sie sich ein fröhliches Foto an Ihren Arbeitsplatz – ein lachendes Kind, Sie selbst in ausgelassener Stimmung, ein lustiges Tier-

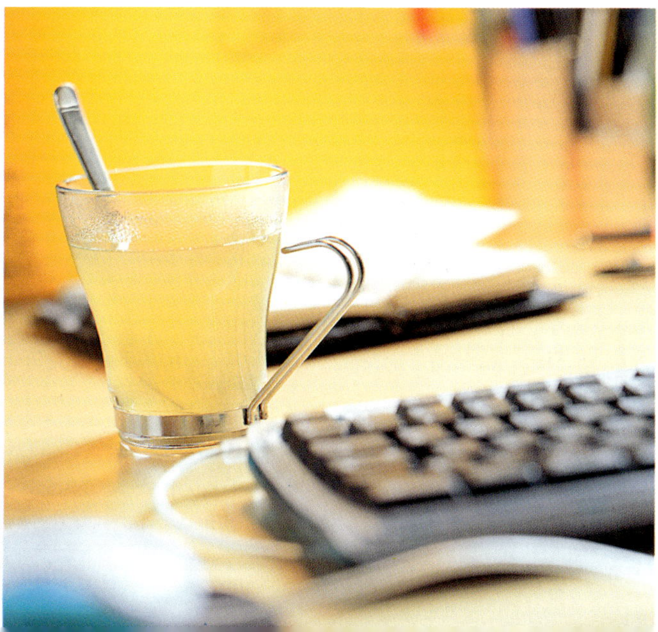

foto; oder auch ein wohltuendes Landschaftsbild. Variante, damit die Wirkung sich nicht »abnutzt«: Legen Sie das Bild in eine Schublade, und holen Sie es nur heraus, wenn Sie dringend einen Sonnenstrahl gebrauchen können.

➤ Eine kleine Auswahl an Edelsteinen (Seite 28) macht gezielte Hilfe möglich: Wählen Sie spontan den »Stein des Tages«. Er hat genau die Schwingung, die Sie heute brauchen. (Auch beim Kauf sollten Sie übrigens vorwiegend intuitiv wählen!).

➤ Sanfte, heitere Musik, am besten Klassik von Bach oder Mozart, hilft optimal beim Konzentrieren.

➤ Gelb und Orange geben Power – Blumen, Vase, Umtopf, Thermoskanne, Kaffeebecher, Schale mit Orangen, Maskottchen, Mousepad … es gibt unzählige Möglichkeiten, Farbe unterzubringen.

➤ Zwischendurch immer mal wieder innehalten und bewußt atmen (Seite 17)!

Wie soll ich das bloß alles schaffen?

Wenn Sie vor lauter Streß nicht mehr aus noch ein wissen, ist eine klare Strategie angesagt. Nehmen Sie sich für das Folgende unbedingt die nötige Zeit – auch wenn Sie eigentlich keine haben!

Erste Hilfe im Streß

➤ Zu sich kommen: Sehr wohltuend kann es sein, sich für einen Augenblick hinzusetzen, die Hände sanft und liebevoll auf den Bauch oder aufs Herz zu legen – dorthin, wo es sich im Moment gut anfühlt – und bewußt langsam und tief zu atmen.

➤ Richten Sie sich auf (Seite 9). Damit kommen Sie aus der leidenden in eine aktive, kraftvolle (innere) Haltung. Und versuchen Sie, körperliche Anspannung wahrzunehmen und immer wieder loszulassen.

➤ Machen Sie unbedingt mittags eine richtige Pause!

➤ Weitere wichtige Tips finden Sie auf Seite 11.

Eine klare Strategie

Herumzulaufen wie ein aufgescheuchtes Huhn und völlig unsystematisch zu agieren, kostet mehr Zeit und Kraft als alles andere und ist dazu sehr fehlerträchtig.

1. Wenn es darum geht, bestimmte Dinge zu erledigen: Schreiben Sie zuerst einmal auf, was tatsächlich ansteht – so gewinnen Sie den Überblick. Allein das nimmt manchmal schon etwas von der Panik.
2. Legen Sie dann Prioritäten fest: Was ist brandeilig, was hat doch noch etwas Zeit? Manch ein Termin ist oft noch etwas zu verschieben – fragen Sie nach.
3. Was ist Ihnen besonders unangenehm (und macht deshalb besonderen Druck)? Das sollte Ihre erste Priorität sein, denn ist es erledigt, werden Sie sich unendlich leichter fühlen!
4. Machen Sie aus dem, was zu tun ist, eine Liste mit »handlichen« Portionen (was

tip:

STRESSFAKTOREN DURCHSCHAUEN

Was genau macht Ihnen eigentlich Streß? Reicht die Zeit nie? Sind Ihnen Ihre Aufgaben eine Nummer zu groß, oder fühlen Sie sich im Gegenteil unterfordert? Ständig will jemand etwas von Ihnen, und Sie haben keine Zeit, mal Luft zu holen?
Vielleicht haben Sie das Gefühl, der Situation ausgeliefert zu sein, nichts ändern zu können. Niemand ist da, dem Sie etwas delegieren könnten, der Tag hat nur 24 Stunden, Sie brauchen den Job ...

➤ Trotzdem, fragen Sie sich in einer ruhigen Stunde mal ernsthaft: Liegt es wirklich an den Bedingungen? Oder können Sie einfach nicht Nein sagen? (Was würde passieren, wenn Sie es täten?) Neigen Sie dazu, eher das Negative zu sehen, schnell in Panik zu geraten (Seite 20)? Oder sind Sie einfach am falschen Platz?

➤ Und fragen Sie sich vor allem, was Sie wirklich glücklich machen würde, was Sie am liebsten täten, was Ihr eigentliches Talent ist, was Sie tun würden, wenn Sie die freie Wahl hätten? Wenn Ihr Beruf dem gar nicht entspricht, dann sollten Sie schauen, daß Sie etwas ändern! Warum sollten Sie Ihre Lebenszeit vertun und Ihr Gemüt strapazieren mit einem Job, der Sie nervt? Und Sie sollten alles daran setzen, Freizeit dafür zu finden, diese Bedürfnisse auch im Privaten zu befriedigen. Denn wie sollten Sie sonst gute Laune haben können?

ist wirklich in der vorhandenen Zeit zu schaffen?) – und planen Sie »Pufferzeiten« für Unvorhergesehenes ein.

5. Der wichtigste Punkt auf der Liste: 10 Minuten Entspannung am Mittag und am Abend (Seite 18) – die Zeit haben Sie locker, wenn Sie nur etwas weniger Ihren Sorgen nachhängen.

6. Sie müssen nicht perfekt sein! – Wenn Sie Ihr Perfektionsanspruch sehr unter Druck setzt, versuchen Sie herauszufinden (eventuell mit therapeutischer Hilfe), warum Sie eigentlich keinen Fehler machen dürfen, die Beste sein müssen, Angst vor dem Versagen haben, nicht Nein sagen können …

Geistige Höhenflüge

Sie sollen sagenhaft kreativ sein, aber Ihr Kopf streikt? Sie lernen für eine Prüfung, aber nichts geht mehr rein in den Brummschädel?

➤ Stehen Sie erstmal auf und bewegen Sie sich. Und wenn Sie nur mal zur Toilette gehen. Der Kreislauf kommt wieder in Schwung, das Gehirn wird besser durchblutet und mit Sauerstoff versorgt. Das belebt die kleinen grauen Zellen. Lüften Sie deshalb auch den Raum öfter mal.

➤ Ein guter, alter Kneipp-Tip: Lassen Sie kaltes Wasser über die Unterarme und den Puls laufen. Das regt den Kreislauf an wie Kaffee.

➤ Viel trinken! Besser keinen Kaffee, sondern Wasser oder Tee. Flüssigkeit ist gut fürs Wohlbefinden.
Speziell Grüner Tee hält auf verblüffende Weise lange wach und geistig fit. Richtig aufbrühen: Wasser kochen, vor dem Aufgießen etwas abkühlen lassen, Tee nur 1 bis 2 Minuten ziehen lassen.

➤ Wirkt Wunder: Die »Einfach-genial«-Mischung aus ätherischen Ölen (Seite 31). Duftlampe anmachen – und Sie werden sich auf geistigen Höhenflügen wiederfinden, als wäre nie etwas gewesen … (Und nehmen Sie Ihren Lieblingsduft zur Prüfung mit.)

Essen!

Vielleicht gehören Sie auch zu all denen, die morgens gerade mal eine Tasse Kaffee runterkippen, dann irgendetwas beim Bäcker mitnehmen und nebenher verdrücken, mittags ein belegtes Brötchen oder den »Fraß« aus der Kantine essen – und abends keine Energie mehr haben zu kochen. Damit sind Energiemangel und schlechte Laune vorprogrammiert.

Was und wann?

Machen Sie es sich zum obersten Gebot, fünfmal täglich gut für sich zu sorgen, indem Sie richtig essen. Ernährung ist absolut wichtig für die Stimmung (Seite 33). Es gibt aber keine allgemeingültigen Ernährungsregeln, da jeder Mensch anders ist. Finden Sie durch Ausprobieren und Beobachten heraus, was Ihnen guttut (Buchtips Seite 46).

Heimkommen – und sich verwöhnen

Womit können Sie am besten Ihre Seele streicheln? Was baut Sie sicher wieder auf nach einem anstrengenden Tag? Nehmen Sie Papier und Stift, und schreiben Sie alles

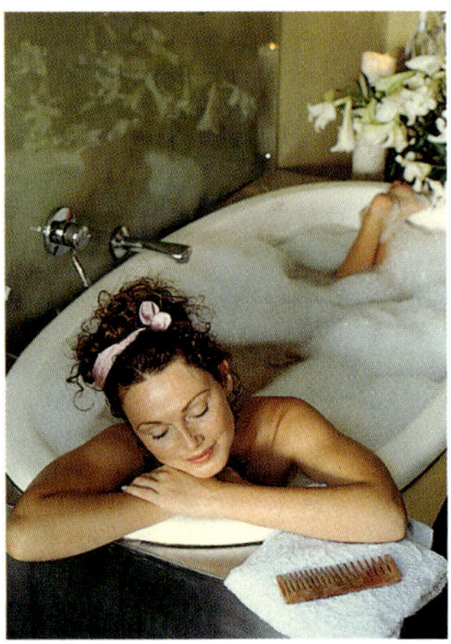

Entspannung pur in der Wanne oder Action – tun Sie, was guttut.

auf, was Ihnen einfälllt. Sehr hilfreich kann Ihre Freuden-Sammlung dabei sein (Seite 19).

Hängen Sie sich diesen Zettel gut sichtbar auf, zum Beispiel an die Kühlschranktür oder an den Fernseher … Denn vermutlich ist weder der eine noch der andere das, was Sie wirklich zur Entspannung und Regeneration brauchen.

Hier ein paar Ideen:

➤ Klamotten aus, Trainingsanzug an und sich ausagieren – mit Ihrem Lieblingssport.
➤ Musik auflegen und tanzen, singen, mitschwingen.
➤ Den ganzen Alltag unter der Dusche fortschwemmen lassen. Oder in einem duftenden Bad entspannen.
➤ Meditieren, Yoga, Tai Chi.
➤ Etwas Schönes kochen, genüßlich dinieren.
➤ Etwas Kreatives tun: Malen, schreiben, musizieren, tanzen, basteln, gärtnern, theaterspielen … Finden Sie Ihre persönliche Ausdrucksform. Denn was könnte besser tun nach einem frustrie-

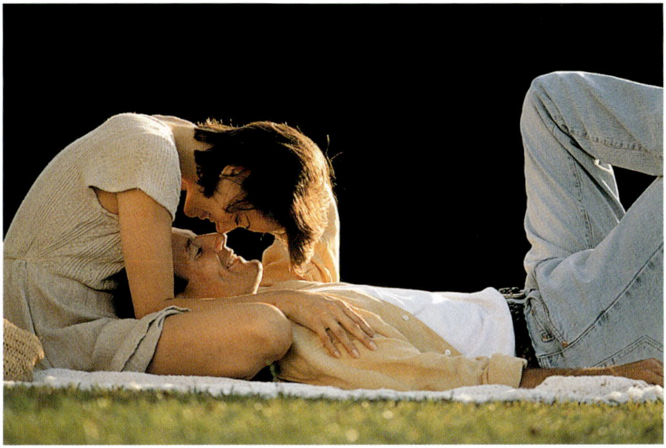

Ist romantisch und gibt viel Energie: Abends mit dem Liebsten auszugehen – und zwar ins Grüne und nicht in eine verrauchte Kneipe.

renden Tag, an dem Ihr Selbst total zu kurz gekommen ist, als Selbst-Ausdruck!

➤ Ein wohltuendes Telefonat führen. Freunde treffen. Ins Kino gehen. Abschalten.

➤ Mit dem Liebsten liebevolle Kuschelstunden verbringen, statt vor dem Fernseher abzuschlaffen!

Gute Träume!

Schlaf ist eine der Grundvoraussetzungen für gute Laune. Wenn Sie schlecht schlafen, checken Sie erst mal ab, ob es am Essen liegen kann (zu viel, zu schwer am Abend), am Trinken (Koffein), an der Matratze (zu weich, zu hart, zu alt), am Bett (ungünstiger Platz, Buchtip Seite 46).

… und tiefen Schlaf!

➤ Machen Sie ein entspannendes Fußbad mit 2 Tr. Lavendelöl. Kalte Füße verhindern den Schlaf; dagegen hilft auch eine Wärmflasche.

➤ Trinken Sie einen beruhigenden Tee (Melisse, Schlafteemischung); oder Milch, mit Fenchelsamen aufgekocht und Honig gesüßt.

➤ Entspannende Düfte sorgen für tiefen Schlaf und süße Träume. Tun Sie wenige Tropfen in die Duftlampe (Seite 30). Wissenschaftlich nachgewiesen ist die Wirkung von Orangenöl.

➤ Lesen Sie ein entspannendes Buch im Bett (zum Beispiel ein Zen-Buch, Seite 46). Bis tief in die Nacht fernzusehen oder vor dem Einschlafen spannende Krimis zu lesen, setzt den Körper unter Streß, er kann dann nicht wirklich entspannen. Und Ihre Träume jonglieren mit den aufregenden Bildern.

➤ Statt Probleme zu wälzen: Sammeln Sie Freuden (Seite 19)! Das wird auch die Träume positiv beeinflussen.

➤ Versuchen Sie nicht, den Schlaf herbeizuzwingen – gerade dann geht gar nichts. Hilfreich: Die Entspannungsübung von Seite 18.

➤ Wenn alles nichts nützt und Sie sich insgesamt schlecht fühlen, sollten Sie den Arzt aufsuchen (siehe auch Kasten Seite 7).

Wunderbare Wohlfühl-Weekends

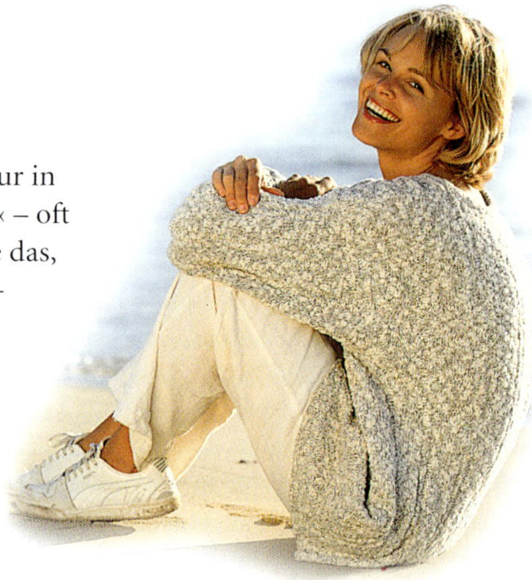

Gerade wenn's ums Wochenende geht, steht am Anfang die Frage: Was brauchen Sie? Entspannung? Anregung? Leute? Ruhe? – Das hängt schließlich sehr mit dem zusammen, was Sie während der Woche erlebt haben.

Ausgleich & Spaß

Wer die ganze Woche über rumgerannt ist, wird nicht unbedingt am Sonntag Berge bezwingen wollen. Und wer nur am Schreibtisch vor dem PC gehockt ist, braucht jetzt nicht auch noch einen Fernseh-Marathon. Ausgleich und Auftanken tun not.
Fragen Sie sich (immer wieder aufs Neue), was Sie im Moment brauchen. Aber mit Bedacht: Oft kommt es uns nämlich so vor, als bräuchten wir nichts anderes als Nichtstun, oder wir können uns Ruhe gar nicht vorstellen. Damit bleiben wir nur in einer alten »Schiene« – oft wäre nämlich gerade das, was nicht ganz naheliegt, das Bessere.

Die Wohlfühlliste

➤ Machen Sie, wie für abends, eine Liste der Dinge, die Sie am liebsten am Wochenende tun: Was schafft Ausgleich? Was macht Sie wirklich glücklich? Wo tanken Sie am besten auf, was gibt Ihnen einen ordentlichen Vorrat an Energie? Und das Ganze sowohl für Sonnen- als auch für Regentage! Denn oft scheint das Wetter einen Strich durch die Erholung zu machen – dabei sind wir nur nicht flexibel genug.

Total lustlos?

Sie haben keine Ahnung, was Sie tun könnten? Sie hängen wie ein schwerer Sack auf dem Sofa und können sich zu nichts aufraffen? Nichts macht Sie an?

➤ Schalten Sie nicht den Fernseher an – der lähmt bei Ihrer Verfassung vollends.
➤ Geben Sie ein aktivierendes ätherisches Öl in die Duftlampe (Seite 31).
➤ Holen Sie Ihre Liste mit Lieblingsaktivitäten raus: Was sticht Ihnen spontan ins Auge? Oder tippen Sie blind auf die Liste. Tun Sie das, was Sie treffen, ohne weiter zu überlegen und Bedenken zu wälzen – einfach tun!
➤ Oder rufen Sie Ihre beste Freundin an, und lassen Sie sich ein bißchen aufbauen. Das darf sein – und gibt Ihnen sicher eine Idee oder zumindest neue Energie.

Total verregnet …

Bloß nicht trübsinnig werden, wenn die Wochenendpläne ins Wasser fallen! Es gibt unendlich viele Möglichkeiten, das Leben auch bei Regen zu genießen:

➤ Entschlossen gar nichts tun, einen total entspannten Tag im Bett verbringen: Frühstück im Bett, vielleicht ein gemütliches Bad einschieben, Essen vom Asien- oder Pizza-Service, Fernseh-Session, ein dicker Roman, Musik hören, telefonieren …

➤ Mit einer Freundin zum Brunch ins In-Café gehen.

➤ Freunde zusammentrommeln für einen Spielenachmittag (besonders lustig: Begriffe oder Sprichwörter zeichnen oder darstellen und erraten – kann man als Gesellschaftsspiel kaufen oder selbst erfinden).

➤ Endlich mal ins Museum gehen, ins Kino, ins Fitneßstudio, ins Erlebnis-Hallenschwimmbad, in die Sauna.

➤ Meditieren, Briefe schreiben, nachdenken, träumen.

tip:

FREUNDE FÜRS LEBEN

Freunde sind wichtig. Sie können uns unterstützen, zuhören, Freude und Kummer teilen, auf neue Gedanken bringen. Weil sie so großen Einfluß haben, sollten Sie wählerisch sein. Umgeben Sie sich nur mit Menschen, die Ihnen wohlwollen und Sie in allem, was Sie sind und tun, liebevoll unterstützen. Denn wer Sie ständig kritisiert, übergeht, bevormundet oder ausnutzt, kann nicht der Richtige sein. Gute Kriterien: Fühlen Sie sich erfüllt und reich nach einem Treffen, oder sind Sie unzufrieden, leer, wie ausgelaugt? Wälzen Sie nur Probleme miteinander, oder haben Sie auch viel Spaß? Sorgen Sie gut für sich!

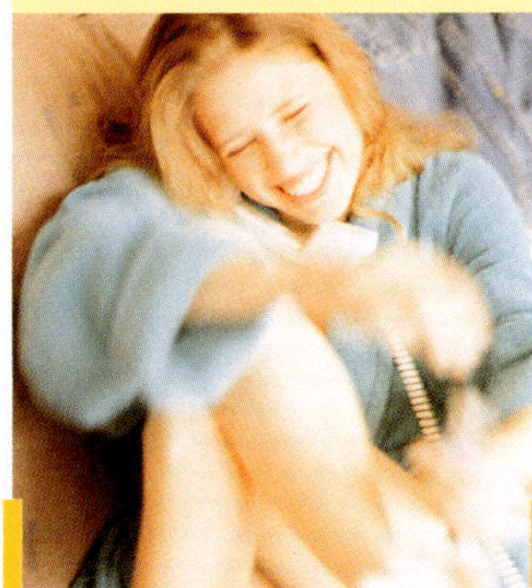

Total anders!

Machen Sie mal was richtig Ungewöhnliches:

➤ Mit Partner/in oder Freund/in ein Hotelzimmer am Ort nehmen und »Tourist«, »Flitterwoche« oder »Seitensprung« spielen.

➤ Ein tantrisches Liebesritual: Viele Kerzen, sinnliche Düfte, romantische Musik, aphrodisierende Schlemmereien, erotisches Bad, Massage, Schleiertanz, Liebesspiele bis tief in die Nacht, Frühstück im Bett …

➤ Ein ganzer Tag für Körper- und Seelenpflege, gemeinsam mit einer Freundin: Peeling, Maske, Haarkur, Tönung, Mani- und Pediküre, vielleicht ein Henna-Tattoo, den ganzen Körper sanft mit duftendem Öl massieren, Tiefenentspannung (Seite 18), Musik hören, reden …

➤ Ein Fest ohne Streß: Sie organisieren es nur und verteilen alle (!) Aufgaben an die Freunde. Auf diese Weise kann man viel öfter auch spontane Feste feiern.

Gesucht – gefunden

Buchtips

Psyche & Denken

Rogoll, Rüdiger: Nimm dich, wie du bist. Eine Einführung in die Transaktionsanalyse; Herder Verlag, Freiburg

Watzlawick, Paul: Anleitung zum Unglücklichsein; Piper Verlag, München

Heinze, R. u. S.: NLP. Mehr Erfolg, Gesundheit, Lebensfreude; Gräfe und Unzer, München

Hay, Louise: Gesundheit für Körper und Seele; Heyne Verlag, München

Entspannung, Wohlbefinden

Thich Nhat Hanh: Ich pflanze ein Lächeln. Der Weg der Achtsamkeit; Goldmann Verlag, München

Langen, Dietrich: Autogenes Training; Gräfe und Unzer Verlag, München

Oberlack, Helmut: Tai Ji Quan; Gräfe und Unzer, München

Fühl' dich gut. Mehr Energie, Balance, Harmonie – die zehn besten Methoden; Gräfe und Unzer Verlag, München

Louden, Jennifer: Tu dir gut! Das Wohlfühlbuch für Frauen; Bauer Verlag, Freiburg

»Wilde Frau«

Budapest, Zsuzsanna E.: Die Göttin im Büro. Spirituelle Tips ... für den Arbeitsplatz; Goldmann Verlag, München

Estés, Clarissa Pinkola: Die Wolfsfrau. Die Kraft der weiblichen Urinstinkte; Heyne Verlag, München

Düfte, Farben, Musik

Hunkel, Karin: Die Kraft der Farben; Gräfe und Unzer Verlag, München

Graf, Bernhard: Heilen mit Edelsteinen; Gräfe und Unzer Verlag, München

Libermann, Jakob: Die heilende Kraft des Lichts; Piper Verlag, München

Werner, Monika: Ätherische Öle; *und:* Sanfte Massage mit ätherischen Ölen; *beide:* Gräfe und Unzer Verlag, München

Rueger, Christoph: Die musikalische Hausapotheke; Heyne Verlag, München

Autosuggestions-Cassetten gibt es im Buchhandel; unbedingt erst anhören, da Musik, Sprecher und Text Geschmacksache sind!

Wohnen, Arbeiten, Schlafen

Sator, Günther: Feng Shui. Harmonie in Partnerschaft & Liebe; (mit Anleitung für ein Trennungs-Ritual); *und:* Feng Shui. Die Kraft der Wohnung entdecken und nutzen; *beide Titel:* Gräfe und Unzer Verlag, München

Ernährung

Dalla Via, G./Bettelli, E.: Food for Fun. vgs Verlag, Köln

Mühleib, Friedhelm: Essen macht Laune; Gräfe und Unzer Verlag, München

Szwillus, Marlisa: Rezepte für gute Laune; Gräfe und Unzer Verlag, München

Fahrnow, Ilse-Maria u. J.: Fünf Elemente Ernährung; Gräfe und Unzer Verlag, München

Kettenring, Maria: Aromaküche im Rhythmus der Jahreszeiten; AT Verlag, Aarau

Werner, Monika: Kochen mit ätherischen Ölen; Gräfe und Unzer Verlag, München

Naturmedizin, Rhythmen

Alber-Klein, C./Hornberger, R.: Bachblüten; Gräfe und Unzer Verlag, München

Mansmann, Vinzenz: Total erschöpft. Mit Naturheilmitteln zu neuer Energie; Gräfe und Unzer Verlag, München

Schneider, Avril: Sanfte Medizin für Frauen; Gräfe und Unzer Verlag, München

Paungger, Johanna/Poppe, Thomas: Aus eigener Kraft; Mosaik bei Goldmann, München (Gesundheit und Mondrhythmen)

Appel, Walter A.: Biorhythmus; Knaur Verlag, München

Sachregister

Die Autorin

Felicitas Holdau ist Redakteurin und Autorin für Gesundheits- und Wohlfühl-Themen. Ausbildung in Körperorientierter Psychotherapie und langjährige Erfahrung mit verschiedenen ganzheitlichen Übungs- und Therapiemethoden.

Bildnachweis

Titelbild: Tom Roch

Bavaria/TCL: S. 14, 23; B./VCL: S. 3 Mi., 4, 6, 16, 38, 42; Ch. Teubner: S.37 GU: S. 3 re., 29, 39 (Tom Roch), 30 (Christian Dahl), 33 (Studio R. Schmitz), Ifa-Bilderteam/IPP: S. 44; Image Bank: S. 28 (David de Lossy), 35 (Carol Kohen); Jörg Schmellenberg: S. 10, 27; Mauritius/Age: S. 11, 32: M./PowerStock: 2 u., 24; The Stock Market: S. 8 (Bill Binzen), 17 (Robert Essel), 18 (Grafton M. Smith), 45 (Steve Prezant); Tony Stone: S. 2 li. (Andreas Pollok), 13 (Ranald Mackechnie), 20 (Arthur Tilley), 25 (Simon McComb), 36, 3 u. (Joe Polillio); Zefa: S. 1 (Jack Affleck), 43 (Kevin Dodge), 21 (Michael Mahovlich)

Wichtiger Hinweis

Die Ratschläge des vorliegenden Buches wurden sorgfältig recherchiert und haben sich in der Praxis bewährt. Alle Leserinnen und Leser sind jedoch aufgefordert, selbst zu entscheiden, ob und inwieweit sie die Anregungen umsetzen wollen. Autorin und Verlag übernehmen keine Haftung für die Resultate.

Impressum

Projektleitung: Angela Hermann-Heene
Umschlag- und Innenlayout: Heinz Kraxenberger
Herstellung: Susanne Mühldorfer
Lithos: Fotolito Longo, Bozen
Druck/Bindung: Alcione, Trento

ISBN 3-7742-1649-5

Auflage	5.	4.
Jahr	03	02